Diagnose: Brustkrebs

Ich widme dieses Buch Sabine und Tina.

KATRIN EIGEMANN

Diagnose: Brustkrebs

Eine wahre Mutmach- und Liebesgeschichte

Bibliografische Information der Deutschen Nationalbibliothek:
Die Deutsche Nationalbibliothek verzeichnet diese Publikation in der
Deutschen Nationalbibliografie; detaillierte bibliografische Daten sind im
Internet über dnb.d-nb.de abrufbar.

TWENTYSIX – der Self-Publishing-Verlag
Eine Kooperation zwischen der Verlagsgruppe Random House und
BoD – Books on Demand
© 2017 Katrin Eigemann
Herstellung und Verlag:
BoD – Books on Demand, Norderstedt
ISBN: 978-3-7407-3095-6

Inhalt

Ein Hinweis vorab:

Ich bin in den Jahren meiner Krebserkrankung sehr vielen Menschen begegnet, die Einfluss auf meinen Lebensweg genommen haben. Manche von ihnen können sich in meiner Geschichte wiederfinden. Um die Privatsphäre einiger mir nahestehender Menschen zu schützen, habe ich mich dazu entschlossen, die meisten Namen und auch einige Details zu verändern, die für meine Geschichte unwesentlich waren.

Die Namen derjenigen, mit denen ich mich auch heute noch am stärksten verbunden fühle, habe ich nicht geändert. Von den Lebenden habe ich deren ausdrückliche Erlaubnis dazu bekommen. Auch die Namen der Verstorbenen, die mir besonders nahestanden, blieben unverändert. Ich möchte dazu beitragen, dass sie nicht in Vergessenheit geraten.

Vorwort

»Ich bin Leben, das leben will – inmitten von Leben, das leben will.«
(Albert Schweitzer)

Die Idee zu diesem Buch kam mir kurz nach meinem 50. Geburtstag. Den hatte ich rauschend gefeiert, zugleich auch meine »sieben Jahre Überleben nach Brustkrebs«. In all diesen Jahren hatte ich so oft nach Informationen gesucht, dabei auch viele »Krebsbücher« gelesen. Doch keines dieser Bücher gab mir die umfassende Information, die ich gebraucht hätte. Durch meine hartnäckigen Recherchen – vor allem im Internet – und die Besuche auf Fachkongressen habe ich mir viel Wissen erarbeitet. Seit 2009 bin ich unter dem Nickname Jule66 in großen Brustkrebs-Foren aktiv. Ich bekam und bekomme fast täglich Nachrichten von Userinnen mit Fragen rund um unser Thema. Ich weiß also: Menschen, die mit Krebs konfrontiert werden, brauchen Antworten. Ich hoffe, dass ich sie in diesem Buch geben kann.

Darüber hinaus drängt es mich, meine Geschichte zu erzählen. Ich habe viel Glück im Unglück erlebt und es ist mir ein großes Bedürfnis, etwas zurückzugeben: Mut und die Hoffnung, dass selbst die schlechteste Prognose nicht das Ende bedeuten muss.

Ich erzähle in diesem Buch meine persönliche Geschichte. Es war unvermeidbar, an vielen Stellen medizinische Fachausdrücke zu verwenden. Damit meine Geschichte dennoch gut lesbar bleibt, mein Buch gleichzeitig aber möglichst viele Fragen beantwortet und medizinische Hintergründe verständlich darstellt, habe ich es entsprechend aufgebaut: Im ersten Teil erzähle ich meine persönliche Geschichte. Alle Fachbegriffe in diesem erzählenden Teil sind hervorgehoben. Im Fachteil des Buches werden diese Begriffe erklärt. Hier schließt sich ein Glossar und ein FAQ an, für das ich all die Fragen gesammelt und beantwortet habe, die Betroffene besonders häufig stellen.

Wenn ich alle Puzzle-Steine meiner eigenen Geschichte zusammenfüge, komme ich zu dem Schluss, dass sich Betroffene nicht ausschließlich dem ersten mit ihrer Krankheit befassten Arzt »ergeben« dürfen. Von Patientin zu Patientin möchte ich allen an Krebs Erkrankten mitgeben: Ich bin fest davon überzeugt, dass es mir selbst durch mein Hintergrundwissen und meine Hartnäckigkeit mehrfach gelungen ist, für mich zusätzliche wertvolle Therapie-, Untersuchungs- und Nachsorgeangebote einzufordern. Womöglich haben allein diese zusätzlichen Maßnahmen mein Leben gerettet. Für mich gilt also uneingeschränkt: Wer gut informiert ist, hat bessere Chancen, den Brustkrebs zu besiegen.

Daher mein Appell: *Recherchieren. Hinterfragen. Einfordern.*

Teil 1: Meine Mutmachgeschichte

Wie der Krebs in mein Leben kam

Wenn ich heute zurückblicke, habe ich manchmal das Gefühl, dass sich mein Brustkrebs auf subtile Art »angekündigt« hat: Durch Abschiede, schwierige Beziehungen und Trennungen, schließlich durch Begegnungen mit dem Tod um mich herum.

Eine erste unheilvolle Vorahnung hatte ich Anfang 2007: Gemeinsam mit meinem damaligen Freund Torsten erlebte ich einen schweren Auffahrunfall mit. Dabei beschlich mich zum ersten Mal das Gefühl, dass etwas auch »an meinem Stuhl sägte«. Meine Mutter war mit 41 Jahren von einem Auto überfahren worden, und nun war ich selbst – gerade 40 Jahre alt – auch in einen Unfall verwickelt. Zwar hatten alle ohne schwere Verletzungen überlebt, das unsichere Gefühl aber blieb mein Begleiter.

Im Frühjahr 2008, ein gutes Jahr vor der Diagnose, die mein Leben auf immer verändern sollte, hatte ich mich von Torsten getrennt. Hinter uns lag eine jahrelange Beziehung mit viel Auf und Ab und schließlich der Erkenntnis, dass wir es als Paar einfach nicht schaffen würden.

Ich lebte zu dieser Zeit allein mit meinen beiden Söhnen – Julian und Frederik waren gerade 13 und 14 Jahre alt geworden – im Kölner Agnesviertel. Die beiden Jungs hatten es von dort aus nicht weit zum Gymnasium und auch ich kam gut zur Arbeit an die Uniklinik, wo ich einen 30-Stunden-Job als Medizinisch-technische Assistentin hatte.

Trotz des turbulenten Beziehungsfinales waren Torsten und ich einander verbunden geblieben, als Freunde funktionierten wir: Er stand mir immer zur Seite, wenn ich mal Unterstützung brauchte.

So fand ich mich gerade wieder in meinen Alltag ein, als im August meine langjährige Kollegin Sigrid mit nur 46 Jahren an Brustkrebs starb. Zeitgleich bekam die Freundin meines Ex-Mannes dieselbe Diagnose. Aus der Distanz registrierte ich, dass sie operiert wurde, Chemotherapien und Bestrahlungen bekam. In meinem eigenen Leben spielte der Krebs noch keine Rolle. Eine Vorsorgeuntersuchung hatte ergeben, dass alles in Ordnung war.

Dann geschah etwas, was mich erschütterte und dem Thema Krankheit und Tod unverhofft nahebrachte. Es hing mit meinem Kaninchenmädchen Lisa zusammen, das ich als klitzekleine Häsin drei Jahre vorher in einem Zoogeschäft entdeckt hatte. Ihre Mutter war verstorben, bevor ihre Jungen entwöhnt waren. Ich nahm sie mit und musste zu Hause feststellen, dass dieses winzige Wesen kaum selbstständig fressen konnte. Also besorgte ich Katzenaufzuchtmilch und fütterte sie aus einer Liebesperlenflasche. Viele Stunden trug ich Lisa in einer Tasche nahe an meinem Körper mit mir herum: Ein ganz zartes Kaninchen, mit lockigem weißen Fell und den braunen Ohren, sie sah wie ein Kuscheltier aus. In der Wohnung lief sie wie ein Hündchen hinter mir her, schlief nachts mit in meinem Bett. Wie innig ich dieses kleine Wesen liebte!

Nun fraß sie auf einmal nichts mehr, konnte nicht kötteln und war apathisch. Ich fuhr mit Lisa zum Nottierarzt. Sie bekam eine krampflösende Spritze, nach der es ihr besser ging. Jedoch nur für wenige Tage, danach ging es von vorn los. Wir fuhren erneut in die Klinik. Und noch einmal dasselbe! Schließlich kam sie zum dritten Mal in die Tierklinik. Am Abend des 10. Mai kam der Anruf, dass Lisa soeben verstorben war. Ich weiß nur noch, dass ich geschrien und geheult habe, ich hatte wirklich das Gefühl, diesen unbändigen Schmerz nicht aushalten zu können.

Lisas Tod trat mit Wucht die Erinnerung an all die Verluste und Ängste meiner Vergangenheit los. Ich lag nachts wach, erinnerte mich an meine Kindheit und all die Jahre danach …

Gedanken an meine Vergangenheit

Ich bin in Leipzig zur Welt gekommen. Die ersten Kindheitsjahre in der damaligen DDR verliefen recht beschaulich für meine Schwester und mich: Wir gingen in den Kindergarten, kamen in die Schule. Meine Eltern waren systemkritisch, hatten seit Jahren einen Ausreiseantrag laufen. Doch die damit verbundenen Repressalien erreichten uns in unserer Kinderwelt noch nicht wirklich, zumindest verstanden wir das meiste davon nicht.

Bis zu einem Tag im Februar 1975, ich war damals acht Jahre alt: Meine Schwester und ich erfuhren nur, dass wir nach Berlin fahren würden. Nach einer langen Zugreise kamen wir jedoch in Westdeutschland an. Das erste Bild, das ich vom »Westen« bekam, waren die unzähligen kunterbunten Autos. Welch ein Kontrast zu den langweiligen Fahrzeugen in Leipzig!

Nach Notaufnahmelager und Übergangswohnheim landeten wir schließlich in Michelbach-Aarbergen, einem kleinen, verschlafenen Nest im Taunus. Wir wohnten dort vielleicht anderthalb Jahre, in meiner Erinnerung meine glücklichsten Kindertage. Das lag auch daran, dass meine Mutter nicht arbeitete und viel Zeit mit uns verbrachte. Sie hatte in der DDR Rechtswissenschaften studiert, doch ihr Abschluss wurde in Westdeutschland nicht anerkannt.

Ich beendete die Grundschule und wechselte aufs Gymnasium. Und ich verliebte mich zum ersten Mal – in Jan, einen Schulkameraden. Er hatte wie ich großen Spaß an der Leichtathletik. Wir waren im selben

Sportverein im permanenten Wettstreit, wollten ständig herausfinden, wer von uns schneller war. Auch im Schulchor waren wir gemeinsam. Wir sangen begeistert, wenn auch gänzlich ohne hörbares Talent. Zu Hause hatte ich mit meiner Puppe das Küssen geübt und irgendwann, nach einer Chorprobe, knutschten wir ganz unschuldig.

Jan ist später Berufsmusiker geworden und verdient heute sein Geld an der Kirchenorgel. Bei mir sollte es in eine ganz andere Richtung gehen. Unser kindliches Liebesglück währte nicht lange, denn mein Vater fand eine Anstellung bei Bayer in Leverkusen. Er pendelte kurze Zeit zur Arbeit, dann zogen wir ihm nach.

Ich lebte nun in Köln und fand neue Freunde auf dem Gymnasium. Doch schon bald kauften meine Eltern ein Haus in einem Kölner Vorort. Mit dem Umzug kam ich auch auf ein neues Gymnasium, das dritte für mich.

Die Jahre gingen ins Land, mit den üblichen kleinen Hochs und Tiefs. Bis sich an einem kalten Februarmorgen im Jahr 1983 alles veränderte: Meine Mutter war auf dem Weg zur Arbeit von einem Auto erfasst und durch die Luft geschleudert worden. Meine nette Kunstlehrerin fuhr mich zum Krankenhaus, doch ich bekam keine Gelegenheit mehr, meine Mutter zu sehen. Sie kämpfte auf der Intensivstation um ihr Leben. Etwa 20 Stunden nach dem Unfall erlag sie ihren Verletzungen. Ich war 16 Jahre alt.

Meine Schwester und ich waren voller Trauer, für die uns keine Zeit blieb. Denn wir mussten die Haushaltsführung übernehmen, waren gezwungen, sehr schnell erwachsen zu werden. Wir hatten beide eine sehr innige Beziehung zu unserer Mutter gehabt, sie fehlte uns schmerzlich. Zu unserem Vater hatten wir keine enge Beziehung. Wir fühlten uns so verlassen. Auch unsere Verwandten konnten uns nicht helfen, lebten sie doch alle in der DDR.

Kaum 18 geworden, zog ich in meine erste eigene Wohnung, ein kleines Einzimmerappartement. In der Schule mitzuhalten, war nach dem Tod meiner Mutter immer schwieriger für mich geworden. Dennoch machte ich 1987, etwas später als geplant, mein Abitur.

Und ich war wieder verliebt: Jürgen und ich zogen Hals über Kopf zusammen und waren so glücklich miteinander. Er motivierte und unterstützte mich in allem, was mir wichtig war. Meinen Kindheitstraum, Ärztin zu werden, gab ich dennoch auf. Ich hatte weder das Geld noch genügend Selbstvertrauen, um Medizin zu studieren. Also bewarb ich mich an mehreren MTA-Schulen und hatte Glück: In Köln wurde ich angenommen und machte zwei Jahre später mein Examen, bekam direkt eine Anstellung in einem Krankenhaus, zwei Jahre später wechselte ich zur Medizinischen Mikrobiologe der Universität zu Köln, dem Hygieneinstitut.

Es waren schöne Jahre, voller Liebe und Unbeschwertheit. Und an einem Januartag im Jahr 1995 kam unser Sohn Julian dazu. Wir waren so glücklich!

Unsere Freude sollte jedoch nicht lang andauern. Wenige Tage nach seiner Geburt wurde Julian immer schwächer. Ich fühlte, dass da etwas nicht stimmte. Tatsächlich stand die Diagnose dann recht schnell und zweifelsfrei fest: Julian hatte einen lebensbedrohlichen Herzfehler. Die schreckliche Angst, dass unser Kind sterben könnte, ergriff Jürgen und mich sofort übermächtig.

Sofort wurde Julian in die Kinderintensivstation der Uniklinik gebracht und noch in der gleichen Nacht notoperiert. Während der Operation wartete Jürgen, unterstützt von einem Freund, im Krankenhaus. Ich konnte die Anspannung nicht aushalten und musste nach Hause fahren. Eine noch nie gefühlte Leere hatte mich ergriffen. Mein Kind war nicht mehr in meinem Bauch, ich konnte es auch nicht mehr im Arm halten. Wie falsch sich das anfühlte. In meiner Verzweiflung putzte ich die Wohnung. Endlich, endlich, nach Stunden kam der erlösende Anruf von Jürgen: Julian hatte die Operation überlebt.

Nach einer Woche auf der Kinderintensivstation erholte er sich schnell und durfte vier Wochen nach seiner Geburt nach Hause. Endlich hatten wir unseren neugeborenen Sohn bei uns und für uns drei begannen wunderschöne Wochen als junge Familie.

Bei der ersten Nachkontrolle – sechs Wochen später – erlebten wir jedoch eine weitere böse Überraschung: Julian hatte am Arm einen stark erhöhten Blutdruck, wogegen der am Bein gar nicht mehr messbar war. Typische Anzeichen, die zeigten: Die Operation hatte nicht geholfen! Julian musste in der Klinik bleiben, für uns brach eine Welt zusammen. Am 2. Mai musste unser winziges Baby erneut operiert werden, dieses Mal zum Glück mit bleibendem Erfolg. Die Angst um Julian sollte mich aber noch viele Jahre begleiten.

Unmittelbar nachdem sich Julian von dieser Operation erholt hatte und nach Hause durfte, wurde ich erneut schwanger. Wir freuten uns sehr, als unser zweiter Sohn Frederik exakt ein Jahr und drei Tage nach Julians Geburt zur Welt kam, wie sein Bruder per Kaiserschnitt. Frederik war kerngesund und endlich konnte ich auch stillen, was bei Julian nahezu unmöglich gewesen war, da er tagelang beatmet und unter Beruhigungsmitteln auf der Intensivstation lag.

Obwohl wir so glücklich miteinander gewesen waren, holte uns rasch der Alltag ein: Die Kinder waren häufig krank, Mittelohrentzündungen und Erkältungen wechselten sich ab. Jürgen und ich »funktionierten« nur noch. Wir waren Eltern, aber kein Paar mehr. Unsere Liebe war auf der Strecke geblieben und wir entschlossen uns zur Trennung.

Die Jahre danach hatten Wunden geheilt und wir waren immer gute Eltern geblieben. Dennoch schmerzten die Narben all der Trennungen, Ängste und unfreiwilligen Abschiede jetzt wieder. Ich weinte um mein kleines Kaninchenmädchen. Vielleicht weinte ich um mehr. Um all das, was ich vorher schon verloren hatte? Irgendwie fühlte es sich an, als hätte Lisas Tod etwas in mir aufgerissen und ich konnte nicht aufhören, Trauer und Schmerz zu spüren, sie quollen in mir hoch und überwältigten mich schier.

Ein furchtbarer Verdacht taucht auf

Die Tage nach dem Tod meines kleinen Hasenmädchens verschwimmen in meiner Erinnerung ineinander. Nur an eins kann ich mich noch sehr genau erinnern: Ich kam eines Morgens aus der Dusche, trocknete mich ab und fühlte in meiner linken Brust etwas Hartes. Das sollte dort nicht sein! Mich überfiel im selben Augenblick eine überwältigende unheilvolle Gewissheit: Ich war mir absolut sicher, dass es Brustkrebs war. Immer wieder befühlte ich die Stelle: Kann man den Knubbel verschieben? Wie fühlt er sich an?

Unter Tränen rief ich Torsten an und erzählte ihm von meinem Verdacht. Danach meinen damaligen Gynäkologen, um einen Termin zu bekommen. Am Abend des 25. Mai 2009 durfte ich noch vorbeikommen. Torsten begleitete mich.

Der Gynäkologe untersuchte mich mit Ultraschall, er sah den Knoten, konnte ihn jedoch nicht einordnen. Immerhin sei diese Stelle nicht durchblutet, meinte er. Das war wohl ein gutes Zeichen. Ich sollte sicherheitshalber am nächsten Tag zur Mammographie gehen, die genaue Zeit würde man mir noch mitteilen ...

Am nächsten Tag ging ich erst einmal wie gewohnt zur Arbeit, wenn auch voller Angst. Ich nutzte jede Gelegenheit, um zur Toilette zu gehen und den Knoten zu ertasten. Vielleicht wäre er ja auf einmal weg? Dann kam der Anruf: Um die Mittagszeit hatte ich den ersehnten Mammographietermin. Ich verabschiedete mich von meinen Kolleginnen.

Bei der Mammographie im Strahleninstitut konnte man zuerst nichts sehen. Erst der Ultraschall zeigte den Knoten. Daraufhin klebte die Ärztin ein Eisenkügelchen auf die Stelle und schickte mich erneut zur Mammographie. Dieses Mal war etwas auf der Aufnahme zu erkennen. Die Ärztin erklärte, dass man eine **Stanzbiopsie** durchführen müsse, um das Gewebe genauer untersuchen zu können. Ich solle dazu in der darauffolgenden Woche erscheinen. Mit schreckgeweiteten Augen schaute ich sie an. Sie las wohl die Angst in meinem Blick, denn sie war bereit, die **Biopsie** noch am selben Nachmittag durchzuführen.

Heute weiß ich nicht mehr, welche Gedanken konkret durch meinen Kopf jagten, aber selbst in der Erinnerung spüre ich noch die übermächtige Angst, die alles überlagerte. Die Stanzbiopsie selbst tat nicht weh. Lediglich durch den lauten Knall erschrak ich. Siebenmal wurde das wiederholt. Viel später habe ich gelesen, dass ein erfahrener Arzt beim Hineingeben der Biopsien in das Transportmedium sehen kann, ob das Gewebe voraussichtlich gut- oder bösartig ist. Die Ärztin musste den Ernst der Lage erkannt haben, denn sie schrieb »dringend« auf den Untersuchungszettel. Als ich sie nach ihrer Einschätzung fragte, wandte sie sich rasch ab, ich sah aber, dass sie Tränen in den Augen hatte. Bis heute bin ich dieser Frau dankbar, dass sie so zügig gehandelt hat.

Mit einer verbundenen Brust ging ich nach Hause. Für die nächsten Tage hatte ich mir eine Krankschreibung geben lassen. Dann weinte ich nur noch. Ich kam einfach nicht an gegen die überwältigende schlechte Vorahnung.

Zwei Tage später bekam ich morgens einen Anruf. Mein Gynäkologe war am Apparat. Er teilte er mir mit, dass der Befund bösartig war und fragte, in welches **Brustzentrum** ich gehen wolle. Jürgens Freundin Susanne hatte mir von der Behandlung ihrer Brustkrebserkrankung erzählt. Ich war mir sicher, dass ich in dasselbe Brustzentrum wollte, in dem sie behandelt worden war.

Mein Gynäkologe versprach, mir einen Termin zu besorgen und wollte mich wieder anrufen. Es war der Donnerstag vor Pfingsten und ich war mit dieser entsetzlichen Diagnose allein zu Hause. Julian und Frederik waren unterwegs, ein Schachturnier stand auf dem Plan – die beiden waren unglaublich talentierte Schachspieler geworden. In dem Moment war ich vor allem erleichtert, dass sie an diesem Wochenende ein Stück weit verschont blieben vor dem, was ich gerade durchlitt und ich noch eine Gnadenfrist bekommen hatte, bevor ich die beiden damit konfrontieren musste.

Ich rief Torsten an und berichtete ihm schluchzend von der Diagnose, woraufhin er sofort zu mir kam. Mein Gynäkologe rief mich erneut an und gab mir einen Termin für die Behandlung im Brustzentrum durch: Noch eine gute Woche hätte ich darauf warten müssen. In Todesangst rief ich selbst im Brustzentrum an und erbettelte einen früheren Termin, der mir auch zugesagt wurde, sodass ich am Mittwoch kommen konnte. Zwei Tage eher, immerhin. Dann informierte ich Jürgen, der kurze Zeit später mit einer Schale Himbeeren vor der Tür stand ...

Über das Pfingstwochenende weiß ich nur noch, dass ich mit Torsten nach Holland fuhr. Ich wollte mich unbedingt ablenken. Aber ich konnte in den Tagen dort weder essen noch frei atmen. Ich war wie in Todesangst erstarrt. Beim Aufwachen dachte ich als erstes an meinen Brustkrebs. Beim Einschlafen galt ihm mein letzter Gedanke. Ich dachte auch immerzu an meine Kinder: Wie sollte ich es ihnen nur beibringen? Was sollte nur aus ihnen werden, wenn ich starb?

An diesem Pfingstwochenende stürzte ein Flugzeug der Air-France ab. Ich beneidete die dabei verstorbenen Passagiere dafür, dass sie sofort tot waren und keine Qualen erlebt hatten, so wie sie mir vermutlich bevorstanden.

Wie ich diese Tage bis zum Mittwoch geschafft habe, weiß ich nicht mehr. Ich begann auf jeden Fall sofort, über meine Krankheit im Internet zu recherchieren. In meiner Ratlosigkeit versuchte ich auch, über Jürgen Kontakt mit seiner Freundin Susanne aufzunehmen, die sich gerade in der **Anschlussheilbehandlung** in Scheidegg befand. Am Tag meiner Diagnose war sie dorthin gereist.

Sie blockte ab: Es täte ihr sehr leid, aber sie bräuchte Abstand von dem Ganzen. Immerhin ließ sie mir ausrichten, dass ich mich nach den Rezeptoren erkundigen solle. Diese würden etwas »Gutes« bedeuten, weil man damit viele Therapieoptionen hätte. Sie selbst hatte einen sogenannten **triple positiven** Tumor, mit vielen **Hormonrezeptoren** und auch **Her2 -Rezeptoren.**

Voller Hoffen und Bangen rief ich bei meinem Gynäkologen an, fragte, ob denn die Rezeptoren vorliegen würden. Ich weiß nicht mehr, wann ich sie endlich hatte, doch als ich erfuhr, dass alle Rezeptoren gleich Null wären, sank meine Hoffnung – ebenfalls auf Null.

Mittlerweile hatte ich mir etwas Wissen durch das Internet verschafft und wusste schon, dass ich die schlechteste aller **Brustkrebs-Vari-**

anten erwischt hatte: Mein Tumor war *triple negativ*. Ich trieb also das Tempo meiner Behandlung noch energischer voran.

In diesen Tagen lebte ich wie in Trance, hatte das Gefühl, als würde meine Welt untergehen. Ich erinnere mich noch gut, wie ich in dieser Zeit einmal vor einem Schaufenster stand, in dem ich wenige Monate vor meiner Diagnose eine schicke Handtasche von Desigual gesehen hatte. Wochenlang liebäugelte ich schon mit ihr. Jetzt starrte ich sie an: Ich war mir sicher, dass ich sie nicht kaufen würde. Niemals würde ich diese Tasche besitzen. Denn es lohnte sich einfach nicht mehr, so viel Geld auszugeben.

Der Kampf beginnt

Der Mittwoch kam. Torsten begleitete mich ins Brustzentrum. Er hatte sich Urlaub genommen, um den Tag wartend mit mir durchzustehen. Im Wartezimmer saß ich wie auf heißen Kohlen, völlig angespannt und erstarrt. Misstrauisch beobachtete ich alles, was um mich herum geschah. Als ich endlich dran war, brach die aufgestaute Angst und Hilflosigkeit während der Untersuchung plötzlich aus mir heraus, meine Erstarrung löste sich. Ich weinte und weinte. Ich weiß noch, dass ich der behandelnden Ärztin Frau Dr. Brunner vorhielt, dass sie mir mein Todesurteil überbrachte. Sie war sichtlich betroffen, obwohl sie so etwas bestimmt häufiger erleben musste. Sie versuchte, mich zu trösten, indem sie Begriffe wie »kleiner Tumor« gebrauchte und beschwichtigte, dass wir erst einmal die Rezeptoren, die ihr noch nicht schriftlich vorlagen, abwarten müssten. Doch ich kannte die ja leider schon und teilte sie ihr mit. Die Ärztin wollte sie dennoch schwarz auf weiß sehen und forderte sie per Fax an. Leider sah bei der Untersuchung auch noch mindestens ein *Lymphknoten* verdächtig aus und dazu schmerzte er nach der Ultraschalluntersuchung heftig.

Frau Dr. Brunner nahm sich sehr viel Zeit für mich, wahrscheinlich mehr, als sie zur Verfügung hatte. Sie strahlte Verständnis und Ruhe aus. Dafür bin ich ihr auch heute noch unendlich dankbar. Ich hatte das Gefühl, in guten Händen zu sein. Meine Erstarrung hatte sich durch sie aufgelöst, die nötigen Tränen waren geweint und mein Kampfeswille erwacht. Dass ich um eine Chemo nicht herumkommen würde, wusste ich bereits aus meinen Recherchen. Frau Dr. Brunner bestätigte das. Schon zu diesem Zeitpunkt wollte ich die wirksamste Behandlung, die zu bekommen war. Hätte Frau Dr. Brunner gesagt, dass ich keine Chemo bräuchte, hätte ich sie dennoch gefordert oder erbettelt. Meine Todesangst war größer als die Angst vor der Behandlung.

Frau Dr. Brunner erklärte mir das weitere Vorgehen. Das Gespräch war nur so gespickt mit Fachbegriffen, die mir zum Teil aus meinen Internetrecherchen schon bekannt waren: Die **Staging-Untersuchungen** stünden an und wir müssten die Ergebnisse der **Tumorkonferenz** abwarten. Dabei würde man beratschlagen, ob die Chemo **neoadjuvant**, also vor der Operation, gegeben würde.

Mein Tumor war 1,9 Zentimeter groß. Damals, im Jahr 2009, wurde normalerweise erst neoadjuvant behandelt, wenn der Tumor größer als zwei Zentimeter war. Das ist heute anders: Inzwischen wird bei einem triple negativen Tumor grundsätzlich neoadjuvant behandelt. Doch in meinem Fall ging es um den Erhalt der Brustwarze, denn mein Tumor saß nahe daran.

Ich weiß noch, dass ich einfach nur so schnell wie möglich den Tumor loswerden wollte, am besten gleich die ganze Brust. Nur weg damit! Frau Dr. Brunner erläuterte mir jedoch die Vorteile der neoadjuvanten Methode: Man sah hierbei nämlich im Rahmen der regelmäßigen Ultraschalluntersuchungen sehr schnell, wie der Tumor auf die Therapie ansprach. So konnten Ärztinnen und Ärzte frühzeitig reagieren, falls die Chemo nicht wie gewünscht wirkte und beispielsweise deren Zusammensetzung verändern.

An diesem Tag ging ich halbwegs beruhigt nach Hause. In meinem Brustzentrum fühlte ich mich gut aufgehoben. Das war auch der Grund, dass ich mir damals und auch später nie eine *Zweitmeinung* einholte.

In den kommenden Tagen, während ich auf die Staging-Termine wartete, entwickelte ich eine ungewöhnliche Betriebsamkeit. Ich putzte wie besessen meine Wohnung, kaufte knöpfbare Oberteile, um für die Zeit nach der Operation gerüstet zu sein, und stöberte lange im Internet. Mein Wissen um die Erkrankung wuchs immer weiter. Außerdem wurde ich auf ein großes Brustkrebsforum im Internet aufmerksam, in dem ich viel las: den Krebs-Kompass.

Zu dieser Zeit meldeten sich Kolleginnen mit der Frage, was mit mir los wäre. Ich ging nur selten ans Telefon. Über meine Erkrankung konnte ich noch nicht reden. Wenig später vertraute ich mich aber doch einer Kollegin an. Mit Andrea hatte ich mich in den Jahren der gemeinsamen Arbeit angefreundet. Ich bat sie, den anderen Kollegen meine Situation zu erklären und erklärte ihr auch, dass ich im Moment keine Kraft für Kontakte oder Gespräche hatte.

Nun stand mir das Staging bevor und ich spürte wieder Todesängste. Würden Metastasen gefunden werden? Mir war klar, was ein *Metastasenbefund* bedeutet hätte: Unheilbar.

Zuerst hatte ich ein *Oberbauchsono*. Es dauerte ewig lange, meine Nerven waren zum Zerreißen gespannt. Zum Glück lautete das Ergebnis: Alles in Ordnung.

Danach kam das *Knochenszyntigramm*, auch dieses war ohne Befund.

Dann wurde mein *Thorax* geröntgt, wieder war ich voll panischer Angst. Doch wieder lautete das Ergebnis: ohne Befund. Das **Brust-MRT** zeigte auf der linken Seite den bereits bekannten Tumor sowie einen auffälligen Lymphknoten. In der rechten Brust war nichts Auffälliges zu sehen.

Die Untersuchungen auf Fernmetastasen hatte ich damit geschafft. Ich war unendlich erleichtert.

Dann kam das Ergebnis der Tumorkonferenz. Von Frau Dr. Brunner erfuhr ich, dass die Ärzte die neoadjuvante Chemo empfahlen, also der Start in die unterstützende Chemo bereits vor der Operation. Ich hatte mich zwar immer noch nicht ganz mit dieser Therapie-Idee angefreundet, war aber entschlossen, die Empfehlung der Fachleute aus der Tumorkonferenz anzunehmen.

Frau Dr. Brunner erklärte mir das in der Tumorkonferenz beschlossene Vorgehen: Nach einer **Sentinel-Operation** würde ich sechs Chemo-Behandlungen im dreiwöchigen Abstand bekommen. Die Medikamentenkombi, die ich dabei bekommen würde, eine sogenannte *TAC*, war hart, jedoch sehr wirksam.

Während nun mehrere Behandlungen so nah bevorstanden, machte ich mir mehr und mehr Gedanken wegen der Kinder: Sie waren in einem Alter, in dem ich sie sich noch nicht selbst überlassen konnte. Wohin sollten sie, wenn ich wegen meiner absehbaren Operation nicht zu Hause war oder wenn es mir nach einer Chemo schlecht ging?

Ich begann nach Hilfe zu suchen. Es war ernüchternd, wie wenig Unterstützung ich fand. Mein Vater und meine Schwester, die nicht weit entfernt wohnten, machten mir kaum Hilfsangebote. Jürgen, als Vater meiner Kinder, hielt sich auch bedeckt und war mit seinem eigenen Leben offensichtlich vollauf beschäftigt. Ein recht banales

Detail machte den Umgang leider auch etwas umständlich: Ich hatte schon seit längerem eine Katze – und Jürgen eine Katzenallergie. Das hatte dazu geführt, dass die Kinder für jeden Besuch bei ihrem Vater zuerst gründlich von Katzenhaaren befreit werden mussten.

Durch mein bis zum Rand gefülltes Leben als Alleinerziehende – für mehrere Jahre auch noch mit der Beziehung zu Torsten, die sehr fordernd gewesen war und kaum Raum für Freundschaften gelassen hatte – gab es in meinem Leben damals nur wenige Frauen, die ich für gute Freundinnen gehalten hatte. Doch selbst die boten keine Hilfe an. Nur Andrea, die Arbeitskollegin, mit der ich befreundet war, kam einige Male zu mir, um zu helfen. Da sie selbst Mutter und berufstätig war, konnte sie leider nur wenig Zeit von ihrem eigenen Alltag abzwacken.

Wie schön wäre es gewesen, wenn mich mehr Menschen unterstützt hätten. Wenn mir jemand einfach zugehört, mich getröstet hätte. Oder mich zu Hause als Ansprechpartner für die Kinder, bei der Pflege der Haustiere oder überhaupt im Haushalt unterstützt hätte. Torsten stand mir immerhin oft bei den Behandlungen zur Seite, war da, wenn ich mir dringend die Angst von der Seele reden musste. Aber ich hätte mir mehr Menschen gewünscht. Wie allein ich damals war, wurde mir zu der Zeit schmerzlich bewusst.

In diesen Wochen verlor ich auch Menschen aus meinem Leben. Meine frühere Freundin Anke etwa. Wir hatten früher öfter gemeinsam Ausflüge und Urlaube gemacht, auch noch in der Zeit mit den Kindern. Doch während der Krebs in mein Leben einbrach, zog sie sich daraus zurück. Es kamen immer weniger Verabredungen zustande, schließlich meldete sie sich gar nicht mehr. Ich selbst hatte keine Reserven mehr übrig, um anderen Menschen nachzulaufen oder zu ergründen, warum sie sich zurückzogen. Ich musste alle meine Kräfte auf den Kampf gegen die Krankheit konzentrieren.

Hilfe kam dann von ganz unerwarteter Seite: Uwe, der Schachtrainer meiner Jungs, fuhr mit den beiden mehrmals zu Schachturnie-
ren, die oft mehrere Tage dauerten. Ich hatte dadurch den Rücken
frei, mich um mich selbst zu kümmern und die Jungs konnten etwas
Abstand zum Ausnahmezustand gewinnen, der mit der Krebserkrankung über uns hereingebrochen war.

Bei mir ging es unterdessen Schlag auf Schlag weiter: Ich fuhr
ins Brustzentrum, um mich der Sentinel-OP zu stellen. Schon einen Tag danach wurden die *Drainagen* gezogen und ich durfte
noch vor dem Wochenende nach Hause. Beim Abschlussgespräch traf ich erstmalig auf Frau Dr. Schneider, die im Laufe
meiner Behandlung meine absolute Lieblingsärztin wurde. In
diesem Gespräch brach abermals die unbändige Angst weinend
aus mir heraus.

Die Chemo sollte in zwei Wochen beginnen. Aber es war für mich
undenkbar, so lange zu warten. Ich bat Frau Dr. Schneider, mit der
Chemo so schnell wie möglich anzufangen und hatte Erfolg: Der
Start würde am folgenden Mittwoch sein, also eine Woche nach
der Sentinel-OP.

Doch vorher zog ich jetzt erstmal los, um eine Perücke zu kaufen.
Ich wollte gewappnet sein, und mir schon eine neue Haarpracht
ausgesucht haben, bevor mir die Glatze drohte. Nachdem ich einige
ausprobiert hatte, entschied ich mich für eine halblange Kunsthaar-
perücke. Sie war ziemlich teuer und die Krankenkasse übernahm
nur einen Teil der Kosten. Aber da ich mein Haar immer länger
getragen hatte, wollte ich jetzt keine Kurzhaarperücke haben. Ich
fand, das hätte nicht zu mir gepasst.

Und dann ging es los.

Am Montag, dem 22. Juni, wurde zuerst der **Port** eingesetzt. Anschließend sollte ich zum Kardiologen. Auf dem Weg zum Brustzentrum bekam ich einen Anruf von einem jungen **Senologen**, der mit mir das Ergebnis der Sentinel-OP besprechen wollte. Als ich ihm mitteilte, dass ich unterwegs zur Portlegung war, bat er mich, vorher noch bei ihm vorbeizuschauen. Meine Angst wuchs ins Unermessliche.

Er eröffnete mir, dass von den vier entnommenen Lymphknoten drei befallen wären. Was für ein Schock, war ich doch von nur einem befallenen Lymphknoten ausgegangen! Jetzt erschienen mir meine Chancen nochmals schlechter. Dieser junge Arzt wählte die denkbar ungeeigneten Worte, sicher in tröstlicher Absicht. Er sagte sinngemäß, dass ich trotzdem noch **kurativ**, also auf Heilung ausgerichtet, behandelt werden würde. Mir wurde ganz anders. Dieses »Trotzdem noch ...« zertrampelte jede Hoffnung.

Jahre später, bei einer **Port-Spülung**, traf ich ihn übrigens wieder und konfrontierte ihn mit seiner damaligen Aussage und deren Wirkung auf mich. Ich erklärte ihm auch, wie er mir mehr Mut hätte machen können. Zum Beispiel hätte er erwähnen können, dass triple negative Tumore besonders gut auf eine Chemo ansprechen. Dankbar nahm er meine Kritik an.

Doch jetzt bekam ich erst einmal meine Akte und ging in die Chirurgie, denn die Portlegung stand bevor. Natürlich brannte ich darauf, in meiner Akte zu lesen: Ich erfuhr daraus, dass mein **Ki67** bei 25 Prozent, also nicht besonders hoch lag, was mich etwas beruhigte. In der Akte fand ich auch meine Tumorformel, in der auch die Begriffe triple negativ und lobulär vorkamen. Durch meine Recherchen hatte ich inzwischen schon genug »Krebswissen« zusammengetragen, um zu wissen, dass mein Zustand sehr ernst war. So kam ich in der Chirurgie an. Natürlich hatte ich wieder Angst, aber das

Wissen, dass nun endlich der Kampf gegen den Tumor beginnen sollte, gab mir Kraft und Mut.

Es war mit der Chemo-Ambulanz ausgemacht, dass die **Portnadel** drinbleiben sollte – ich konnte zu der Zeit auch mit dieser Information nur wenig anfangen. Der Port wurde unter örtlicher Betäubung eingesetzt. Es tat trotzdem weh und war schrecklich. Und es dauerte auch eine gefühlte Ewigkeit. Die Nadel wurde nicht entfernt, etliche Pflaster darüber geklebt und ein kleiner, schwerer Sandsack aufgelegt, um die Wunde zu verschließen.

Anschließend musste ich einige Stunden liegen, dann ging es weiter zur Kardiologie. Der arme Kardiologe wusste gar nicht mehr, wie und wo er mich verkabeln sollte, denn mittlerweile war ich rundum grün und blau angelaufen, verbunden und verpflastert: Links noch von der Achselhöhlen-OP, rechts von der aktuellen Portimplantation. Ich fühlte mich wie verprügelt. Der Kardiologe fand schließlich eine Möglichkeit und konnte zum Glück nichts Auffälliges an meinem Herzen feststellen. Er gab sein Okay für die erste Chemo. Für diesen Tag war es ausgestanden. Ich war erschöpft und dankbar, dass Torsten – der wieder an meiner Seite gewesen war – mich nach Hause brachte.

Am folgenden Tag tat mir alles weh und ich fühlte mich tieftraurig. Und ich nahm das erste Medikament ein: **Cortison**.

Und dann war es soweit: Der Tag, auf den ich die letzten Wochen so sehr gewartet hatte, war da: Am Mittwoch, dem 24. Juni 2009, fuhr ich zu meiner ersten Chemo. Morgens nahm ich wieder Cortison und eine Tablette **Emend** gegen Übelkeit und Erbrechen ein. Nun ging es endlich los, fast vier Wochen nach meiner furchtbaren Diagnose. Die Kinder brachen in die Schule auf und Torsten kam morgens wieder zu mir. Gemeinsam fuhren wir in die Chemo-Ambulanz. Meine zuvor kontrollierten Blutwerte waren gut, ebenso die **Tumormarker**.

Ich bekam, wie damals üblich, eine starke Chemo für Patientinnen, die noch jung waren, einen aggressiven Tumor oder befallene Lymphknoten hatten, die sogenannte TAC. Bei dieser Chemo werden drei Medikamente auf einmal verabreicht: Ein Taxan, ein Anthracyclin und ein Cyclophosphamid. Diese Behandlung ist sehr wirksam, hat allerdings auch sehr starke Nebenwirkungen, die mit weiteren Medikamenten niedergehalten werden mussten.

Ich suchte mir einen bequemen Liegestuhl aus, trank den Kaffee, den Torsten mir brachte, und unterhielt mich mit den anderen Frauen, die mir wohl ansahen, dass ich gerade meine erste Chemo bekam. Sie waren alle älter als ich und schon fast bei ihren letzten Chemos angekommen. Wieder trieb es mir die Tränen in die Augen, denn ich sah eine so lange Leidenszeit vor mir liegen. Und wie schon so oft in den zurückliegenden Wochen fragte ich mich: Warum?

Ich brachte keinerlei Risikofaktoren mit: In meiner Familie gab es keine derartigen Krebsfälle, ich hatte beide Kinder in relativ jungem Alter bekommen und meinen zweitgeborenen Sohn gestillt. Übergewichtig war ich auch nicht, ich bewegte mich viel und ernährte mich recht gesund. Also, warum ich? Dann schweiften meine Gedanken wieder zu meinen Kindern ab: Bisher hatte ich es geschafft, in ihrer Gegenwart halbwegs beherrscht zu bleiben. Sie verhielten sich auch recht zurückhaltend, fragten fast nicht nach. Vielleicht wollten sie den fragilen Mantel der Normalität nicht zerstören, der immerhin noch über unserem Familienalltag lag? Ich atmete innerlich kurz auf bei dem Gedanken daran, dass sie nächste Woche zu Ferienbeginn nach Südfrankreich in das Ferienhaus zu Jürgens Eltern fahren konnten. So stand zumindest ihnen ein unbeschwerter

Sommer bevor, während ich versuchen konnte, mich hier weiter auf den Kampf gegen den Krebs zu konzentrieren ...

Die Chemo nahm ihren Lauf: Nach dem Cortisonvorlauf bekam ich das erste Medikament, ich glaube, es war das Taxan. Ich wartete, prüfte und horchte in mich hinein. Es musste doch etwas zu spüren sein. Aber nein, da war nichts. Erst als das rote Zeug kam, das Adriamycin (= Epirubicin = Anthracyclin) konnte ich eine kleine Veränderung feststellen: Als ich zwischendurch zur Toilette ging, fiel mir auf, dass mein Urin rötlich aussah. Zunächst erschrak ich furchtbar, denn darauf hatte mich niemand vorbereitet. Schnell wurde mir aber der Zusammenhang mit der roten Farbe des Medikaments klar.

Etliche Stunden später, nachdem alle Medikamente in mich hineingeflossen waren, durfte ich nach Hause, wenn auch auf wackeligen Beinen. Torsten und ich gingen noch eine Kleinigkeit essen. Dann verabschiedete er sich und ich war allein in meiner Wohnung. Die Jungs waren unterwegs zum Fußballspielen.

Ich horchte ständig in mich hinein. Ich fühlte mich »gut« (soweit das in meiner Situation denkbar war) und sicher. Ja, ich war fast schon euphorisch, denn meine Therapie hatte begonnen.

Am nächsten Tag sollte ich ins Brustzentrum, wo ich die **Neulasta-Spritze** bekam. Dieses Medikament regt die Bildung der weißen Blutkörperchen an, die zuvor von der Chemo zerstört worden sind. Zusätzlich musste ich mir seit der Portlegung täglich selbst **Heparin** spritzen, was mich überraschend viel Überwindung kostete. Aber gut, die zehn Tage würde ich auch noch überstehen. Nur dass mein Bauch mittlerweile genauso mitgenommen aussah wie mein Oberkörper ...

An diesem Donnerstag ging es mir noch recht gut, das Cortison wirkte. Allerdings war ich hibbelig, an Schlaf war kaum zu denken. Doch schlaflose Nächte waren mir aber ja schon seit der Diagnose vertraut.

Dann kam der Freitag. Mir war etwas übel, leicht schwindelig, ich hatte einen roten Kopf und spürte, dass sich da etwas zusammen-braute. Alles noch nicht wirklich schlimm ... – doch am Samstag traf es mich dann mit voller Wucht. Das Cortison war langsam ausge-schlichen worden. Mein roter, geschwollener Kopf schmerzte und glühte, ebenso mein ganzer Oberkörper, alles tat weh! Darüber hinaus löste sich meine Mundschleimhaut ab und hing in weißen Fetzen. Ich konnte nichts essen oder trinken, wollte nur liegen und meine Ruhe haben. Am Sonntag ging es mir ähnlich, nur ganz lang-sam ging es mir etwas besser.

Wenigstens waren die Jungs an diesem Wochenende unterwegs und mussten mich so nicht sehen. Doch ansonsten hätte ich gern jemanden um mich gehabt. Leider war da niemand und ich litt still vor mich hin, lag auf dem Sofa und stöhnte wegen meiner Kopf- und Oberkörperschmerzen.

Im Laufe meiner Therapie sollte jede Chemo so ablaufen. Wenig-stens wusste ich für die nächsten Male nun schon im Voraus, wann es mir wirklich mies gehen würde. Noch einmal wollte ich so ein Wochenende aber nicht allein verbringen.

Ab Montag ging es mir etwas besser und ich konnte endlich wieder an die frische Luft gehen. Zu dieser Zeit wohnten wir in Köln am Ebertplatz, einer großen, belebten Kreuzung mitten im Großstadt-getümmel – und noch dazu im dritten Stock, ohne Aufzug. Es war unmöglich, an die frische Luft zu kommen, wenn es mir so schlecht ging. Die Treppen schaffte ich in diesem Zustand nicht mehr allein. Nicht mal die Fenster konnte ich öffnen, denn dann strömte unerträglicher Lärm und die Abgase der Autos herein. Es gab kein Entrinnen, ich musste mich einigeln.

An diesem Montag hatte ich erstmals heftige Schmerzen in den Hüftknochen, die mich regelrecht einknicken ließen. Ob das die Auswirkungen der Neulasta-Spritze waren?

Zumindest hatte ich die erste Chemo geschafft! Man sah mir nicht an, wie elend es mir tatsächlich schon ging. Noch nicht. Deshalb traute ich mich in den Rosengarten im historischen Fort X. Dort fand ich Ruhe und konnte nachdenken. Das wurde mein regelmäßiger Rückzugsort: Wie oft saß ich dort allein auf einer Bank, während mir die Tränen über die Wangen rollten. Noch hatte ich überhaupt keine Ahnung, wohin die Reise gehen sollte. Ich spürte nur eine schier überwältigende Angst ...

Am Dienstag nach meinem schrecklichen Post-Chemo-Wochen-ende war ich bei meinem Hausarzt, wo ich wieder meine übliche Arbeitsunfähigkeitsbescheinigung bekam und die Blutbildkontrolle machen lassen musste. Die stand nämlich ab sofort auch noch wö-chentlich auf dem Plan. Mein Terminkalender war inzwischen be-achtlich gefüllt.

Kaum war ich wieder zu Hause, rief mein Hausarzt auch schon an: Mein Blutbild war nicht in Ordnung, die Anzahl der weißen Blutkör-perchen zu niedrig. Er riet mir, mich von Menschenansammlungen fernzuhalten und gut auf mich achtzugeben, um möglichst kein In-fektionsrisiko einzugehen.

Torsten und ich hatten schon lange vor meiner Diagnose geplant, im Sommer für eine Woche zu zweit nach Mallorca zu fliegen. Jetzt musste ich dafür eine Genehmigung von der Krankenkasse einholen, ebenso wie vom Brustzentrum. Die Genehmigung bekam ich – allerdings nur mit der Auflage, auch in dieser Urlaubswoche mein Blutbild testen zu lassen. Ich suchte also per Internet nach einem deutschen Arzt auf Mallorca. Dank des Leihwagens würde es kein Problem sein, den Arzt in Palma aufzusuchen.

Die Kinder flogen kurz vorher, wie fast jedes Jahr in den Sommerferien, zu ihren Großeltern nach Frankreich. Danach brachen Torsten und ich auf nach Mallorca. Im Gepäck hatte ich vorsichtshalber neben dem Antibiotikum auch meine Perücke.

Auf Mallorca spürte ich dann doch einige Auswirkungen der Chemotherapie: Meine Kondition war sehr bescheiden geworden und die Sonne musste ich auch meiden – mit Wandern, Schwimmen, Strandvergnügen wurde es also nichts. Zu allem Übel fing ganz langsam der Haarausfall an – und zwar an einer Stelle, an der ich nicht damit gerechnet hatte: im Intimbereich. Wieder ein Tiefschlag für mein Selbstwertgefühl als Frau.

Doch davon abgesehen war es ein schöner Urlaub. Ich hatte viel Zeit für mich, zum Nachdenken und zum Lesen der Fachartikel, die ich mitgenommen hatte. Von einem Artikel über die **dosisdichte ETC-Chemo** war ich besonders angetan, darum rief ich gleich von Mallorca aus die **Brustschwester** im Brustzentrum an und bat sie, mit Frau Dr. Schneider diese Option für mich zu besprechen. Wie verabredet, ging ich auf Mallorca zur Blutentnahme. Der Arzt, ein Sportmediziner, war sehr nett. Doch leider machte er mir auch Angst. Er fragte mich, ob mein Tumor wenigstens Hormonrezeptoren hätte. Nein, das hatte er nicht ... Oh je, dann sähe es nicht gut für mich aus. Das hatte ich wirklich nicht hören wollen.

Meine Blutwerte waren dann aber in Ordnung, wenigstens das. Zu dieser Zeit las ich ein Buch zum Thema **Visualisierung**. Die Idee gefiel mir und ich übte mich gleich darin: Auf dem Bett liegend, gab ich mich der Vorstellung hin, dass Rollschuhfahrer, bewaffnet mit einem Tennisschläger, ähnlich wie in »Starlight Express«, durch meinen Körper düsten und Jagd auf die Tumorzellen machten, um sie kaputt zu klatschen. Dieses gedankliche Bild sollte mir noch längere Zeit immer wieder aufs Neue gefallen, denn ich praktizierte diese Methode von da an brav nach jeder Chemo.

Gerade diese Tumorzellen sind das Gefährliche, denn Brustkrebs ist eine systemische Erkrankung. Er streut bereits sehr früh, schon wenn der Tumor erst fünf Millimeter groß ist. Aus diesen *zirkulierenden Tumorzellen* können später Metastasen entstehen und hier greift die Chemo ein. Sie soll alle vorhandenen Tumorzellen vernichten, bei der neoadjuvanten Chemo auch die Tumorzellen in der Brust.

Kurze Zeit später, noch auf Mallorca, feierte ich meinen 43. Geburtstag. An diesem Tag merkte ich, dass mit meinen Haaren etwas nicht stimmte. Sie fühlten sich struppig und leblos an. Oh je, sollte es mich etwa tatsächlich hier erwischen? Ab sofort wusch und kämmte ich meine Haare nicht mehr und trug sie nur noch zum Pferdeschwanz gebunden. Immer wieder nervte ich Torsten mit der Frage, ob Haare auf meiner Kleidung wären, das wurde in dieser Woche dort zu einer fixen Idee.

Kaum waren wir wieder zu Hause angekommen, bat ich Torsten, mir die Haare abzurasieren. Gleich am nächsten Morgen kam er. Über der Wanne rasierte er mir die Haare ab. Dabei weinte ich hemmungslos. Es war ein schlimmes Gefühl.

Doch dann fasste ich mich: Perücke auf und weiter ging es. Ich sah gar nicht mal so übel damit aus. Mir war klar, dass ich die »falschen« Haare jetzt für viele Monate tragen würde. Als wir uns das nächste

Mal trafen, erschien Torsten ebenfalls mit rasiertem Schädel. Was für eine rührende solidarische Geste!

Und dann stand auch schon die zweite Chemo vor der Tür.

Der Kampf geht weiter

Noch begrüßte ich optimistisch die kommende Chemo, war doch bereits beim ersten Mal die Brust etwas gerötet gewesen und ich hatte leichte Schmerzen an der Tumorstelle in der Brust gespürt. Der Knoten fühlte sich auch schon weicher an – oder doch nicht? Immer wieder betastete ich ihn, auf eine kleine Veränderung hoffend.

Julian und Frederik waren noch immer in den Ferien, so versuchte ich, meine Gedanken ganz auf die Behandlung zu konzentrieren, denn ich wusste, den beiden ging es gut. Erinnerungen an das Haus ihrer Großeltern in Saint-Tropez, in dem ich vor vielen Jahren die vielleicht schönsten Tage meines Lebens verbracht hatte, tauchten kurz zwischen den zermürbenden Gedanken auf. Wie schön diese Urlaube gewesen waren: Jürgen und ich, glücklich und verliebt in der Sonne … es war kaum vorstellbar, dass diese Szenen im selben Leben stattgefunden hatten, in dem ich jetzt war. Immerhin wusste ich: Meine Kinder waren in Sicherheit, es ging ihnen gut. Das sagte ich mir immer wieder.

Dann setzte ich meine Perücke auf und ging zur Chemo. Ich fühlte mich weniger fremd und elend als beim ersten Mal. Am Wochenende danach würde Torsten mit mir die Stellung halten. Auch wenn wir als Paar nie funktioniert hatten, so war er doch einer der sehr wenigen Freunde geworden, die jetzt zu mir hielten.

Während eines der Medikamente in mich hinein lief, bekam ich Besuch von Frau Dr. Schneider. Sie sprach mich auf die dosisdichte Chemo an, nach der ich mich telefonisch von Mallorca aus erkundigt hatte. Sie erklärte mir, dass diese bei einer neoadjuvanten Behandlung nicht möglich sei und wir ja nun bereits mit TAC angefangen hätten. TAC wäre auch eine gute und sehr starke Chemo. Daraufhin bot sie mir *Zometa* an, ohne dass ich sie danach gefragt hatte. Das ist ein **Bisphosphonat**, das aus der Osteoporose-Therapie stammt. Studien deuteten darauf hin, dass es auch vor Knochen- und Organmetastasen schützen könnte, wie Frau Dr. Schneider mir erklärte, während sie diese Option auf der Empfehlung der Tumorkonferenz handschriftlich ergänzte.

Im Laufe der nächsten drei Jahre würde ich also jedes halbe Jahr Zometa bekommen, finanziert aus einem Spendentopf des Krankenhauses. Bis heute bin ich Frau Dr. Schneider dafür dankbar, denn dieses Angebot hat womöglich zu meiner Lebensrettung beigetragen.

Nach der Chemo fuhr mich Torsten nach Hause und blieb bei mir.

Am Tag danach ging es mit der Neulasta-Spritze weiter. Mein Bauch war mittlerweile abgeheilt, da ich kein Heparin mehr spritzen musste. Eine gewisse Routine hatte Einzug gehalten, ich fand mich in diesem neuen Leben fast schon zurecht. Selbst an die Perücke hatte ich mich schnell gewöhnt. Doch Anderes strengte mich an. Obwohl der Sommer nicht mit besonders hohen Temperaturen aufwartete, überfielen mich jetzt häufiger fürchterliche *Hitzewallungen*, vor allem nachts. Manchmal war mein ganzes Bett nassgeschwitzt. Was ich da so ausdünstete, roch ekelhaft nach Chemie.

Es war der letzte Julitag 2009, an dem ich wieder Hoffnung schöpfte. Mit viel Angst und gleichzeitig großen Erwartungen kam ich zu einer Ultraschalluntersuchung ins Brustzentrum. Wie schon bei der ersten Chemo schmerzte die Tumorregion und war gerötet. Man sah also, dass etwas passierte – aber was? Das wollte ich an diesem Tag erfahren.

Durch meine stundenlangen Internetrecherchen wusste ich schon, dass sich meine Prognose erheblich verbessern würde, wenn es zu einer **pathologischen Komplettremission** käme und keine weiteren Lymphknoten befallen wären. Kurz: Ich hoffte darauf, dass die Chemo sämtliche Tumorzellen zerstört hatte.

Frau Dr. Albers kreiste mehrmals mit dem Ultraschallkopf über dem Schlachtfeld in meinem Körper. Doch von dem Tumor war nichts mehr zu entdecken. Hoffnung keimte in mir auf. Sollte er wirklich verschwunden sein? Frau Dr. Albers bestätigte das freudestrahlend. War das die Vorentscheidung? Zum Abschluss der Untersuchung wurde ein Metallclip an die Stelle geschossen, an der der Tumor vorher gesessen hatte, um bei der noch bevorstehenden Operation alles genau lokalisieren zu können.

Voller Hoffnung fuhr ich nach Hause.

Auf der Suche nach Hilfe

Ich blieb weiterhin dran, was meine Internetrecherchen betraf. Ich wollte alles wissen, alles erfahren, jede Chance nutzen … Obwohl ich allem Alternativen eher skeptisch gegenüberstehe, interessierte ich mich jetzt auch für die verschiedensten alternativen Ansätze, sogar für esoterische Ideen war ich offen: Ich wollte einfach alles ausprobieren und nutzen, das mir helfen konnte, egal, wie klein mir die Möglichkeit schien.

An einem schönen Sommertag besuchte mich deshalb auch meine Schwester mit einer befreundeten Baubiologin in meiner Wohnung. Diese hatte schon mehrfach mit Krebspatienten »gearbeitet« und war von ihrem Wirken sehr überzeugt. So inspizierte sie alle Räume und maß mit verschiedenen Geräten die elektromagnetischen Felder in meiner Wohnung. Die Strahlenintensität konnte sie mit einem Messgerät in Form von Geräuschen darstellen, die mich an ein Maschinengewehr erinnerten. Das war beeindruckend.

Sie gab mir allerlei Tipps, was ich verändern könnte. Als erstes verbannte ich meinen Radiowecker vom Nachttisch und ersetzte ihn durch einen Batteriewecker. Gerade im Schlafbereich gelten elektromagnetische Felder als problematisch. Auch ersetzte ich mein schnurloses Telefon durch ein ganz normales Gerät mit Kabelverbindung. Später, als endlich erschwingliche strahlungsarme Schnurlostelefone auf den Markt kamen, kaufte ich mir ein Schweizer Modell. Sehr zum Unmut meiner Kinder wurde das W-LAN durch »Internet aus der Steckdose« ersetzt, auch als D-LAN bekannt.

Dankbar und mit dem Gefühl, wieder etwas in Richtung Genesung unternommen zu haben, verabschiedete ich mich von dieser Frau. Im Gespräch mit ihr hatte ich auch zum ersten Mal davon gehört, dass es richtiggehende »Krebshäuser" gab: Die verschiedensten Menschen, die dort wohnten, erkrankten an unterschiedlichen Krebsarten. Als ich später in unserer Krebs-Kompass-Gruppe Mia kennenlernte, erfuhr ich von ihr, dass sie in einem solchen Haus lebte. Sie selbst hatte Brustkrebs, einer ihrer Söhne ein *Non-Hodgkin-Lymphom* und ihr Vater Darmkrebs. Da mag man doch nicht mehr an Zufälle glauben. Mia und ihr Sohn sind leider mittlerweile verstorben.

Nicht nur meine Wohnsituation, auch meine Ernährung betrachtete ich jetzt genauer: Aus Büchern (einige Tipps habe ich im Anhang dieses Buches zusammengestellt) und durch das Internet erfuhr ich, dass Himbeeren und anderes Beerenobst der Schrecken der Tumorzellen sein sollen. Ebenso grüner Tee, dunkle Schokolade, Rotwein, Lachs, Broccoli und Curcuma. Natürlich trank ich nun viel grünen Tee, aß dunkle Schokolade und Himbeeren.

Seit Beginn der Chemo war das Essen an sich ein schwieriges Thema geworden: Bedingt durch das Cortison bekam ich oft Heißhunger. Gleichzeitig war meine Mundschleimhaut durch die Chemo-Behandlungen stark angegriffen. Und mein Geschmacksempfinden veränderte sich plötzlich: Alles schmeckte metallisch.

Auch hatte ich seltsame Essensgelüste, die mir bis dahin unbekannt gewesen waren. Meine Gier richtete sich auf Gyrospizza und Vanillemilchshakes von Mac Donalds. Die Shakes hatten zumindest den positiven Effekt, dass sie die Schleimhäute in meinem Mund kühlten und mit einer schützenden Schicht überzogen, das tat gut!

Ich futterte mich jetzt quer durch den Kühlschrank und alle Nahrungsangebote, die ich fand. Einmal, weil ich gern meinen Geschmackssinn wiedererwecken wollte. Außerdem, weil ich auch beginnende Übelkeit erfolgreich mit Essen bezähmen konnte. Die Folgen meiner Strategie zeigten sich leider auch auf der Waage …

Bei meinen »Selbststudien« beschäftigte mich immer wieder die Frage, warum ich so früh Brustkrebs bekommen hatte, lag doch das Durchschnittsalter für Brustkrebspatientinnen bei 63 Jahren. Schon bald stieß ich auf die Information, dass *Genmutationen* Brustkrebs auslösen können. Mit meinem Erkrankungsalter in Kombination mit meinem triple negativen Tumor war ich prädestiniert für eine Testung auf *BRCA1- und BRCA2 -Mutationen*. Also rief ich in der Abteilung für genetischen Brust- und Eierstockkrebs in der Uniklinik Köln an, die ohnehin zugleich mein Arbeitgeber war. Ich erfuhr, dass ich zu alt für diese Testung war. Die willkürlich festgelegte Altersgrenze lag bei 36 Jahren. Ich war sprachlos und enttäuscht. Ich war nur sechs Jahre älter gewesen, als der Krebs diagnostiziert wurde, mehrere Symptome und Umstände sprachen eindeutig dafür, dass eine solche Genmutation vorliegen konnte – dennoch verweigerte man mir den Test! Damals ließ ich das auf sich beruhen. Ich war zwar irrsinnig enttäuscht, aber hatte mitten in der Chemo steckend nicht die Kraft, dafür zu kämpfen.

Eine andere Sache munterte mich wieder auf: Ungefähr eine Woche nach der zweiten Chemo durfte ich an einem Kosmetikseminar der **DKMS** teilnehmen. Wir Brustkrebspatientinnen lernten, mit ein wenig Farbe dem Gesicht mehr Ausdruck zu verleihen, fehlende Augenbrauen und Wimpern zu überspielen, etwas dafür zu tun, dass die Haut frischer aussah. Dazu bekamen wir hochwertige Kosmetikprodukte geschenkt. Meine Freude darüber lenkte mich in diesen Momenten sogar kurz von den dauernden Gedanken an den Krebs ab.

In dieser Zeit begann ich auch, mich intensiver mit dem Krebs-Kompass, einem großen Krebsforum, zu beschäftigen. Ich hatte hier schon eine Zeitlang still mitgelesen, nun meldete ich mich an. Bald schon fand ich einen Thread, der zu mir und meiner Situation passte und in dem ich gern mitschrieb. Er trug den Titel »Brustkrebs – uns hat's erwischt«. Nach und nach kamen weitere Mädels in diese Runde. Wir tauschten uns aus, wurden eine richtig eingeschworene Truppe. Wir alle steckten mehr oder weniger in der Chemo und versuchten, das Ganze mit Humor zu ertragen. Wir trösteten einander, waren füreinander da. Die Gruppe half mir ungemein, diese Zeit zu überstehen. Es sollte der Beginn langanhaltender, wichtiger Freundschaften werden. Wir nannten uns die Hüflus: Hüftschwingende Flusenköpfe. Der Name ist selbsterklärend, oder?

Neben Spaß, Ablenkung, Mitgefühl und Unterhaltung fand ich hier und an anderen Stellen im Internet eine Flut an Informationen über Brustkrebs, die ich richtiggehend in mich aufsaugte. Neben dem Krebs-Kompass hatte ich mich auch noch bei zwei Online-Ärztejournalen angemeldet, von denen ich täglich die neuesten Nachrichten per E-Mail erhielt.

Immer weiter durchhalten ...

Und dann stand auch schon die dritte Chemo an: Bergfest! Wenn ich daran zurückdenke, erinnere ich mich nur noch daran, dass alles immer schwerer wurde. Mein Körper erholte sich einfach nicht mehr so schnell und so gut. Doch motiviert durch das gute Ergebnis des vorangegangenen Ultraschalls biss ich die Zähne zusammen.

Es stand auch schon der Termin meiner letzten Chemo fest, ein Datum, auf das ich damals hinlebte als ein großes Ziel: 7. Oktober 2009. Doch bis dahin lag noch ein Stück Weg vor mir.

Jetzt erstmal die dritte Chemo. Danach ein weiterer ein Besuch beim Kardiologen, denn eines meiner Chemo-Medikamente hätte das Herz schädigen können. Das war zum Glück nicht der Fall: Mein Kardiologe gab erneut grünes Licht für die nächsten Chemos.

In dieser für mich schweren Zeit halfen mir zwei Kolleginnen aus dem Labor, Andrea und Irene. Jeweils in der »Woche drei« nach einer Chemo unternahmen wir etwas miteinander, wir gingen ins Kino oder zum Shoppen. So auch nach dieser dritten Chemo. Selbst Torsten, der ja eher ein Einzelgänger war, schleppte mich in dieser Woche ab und zu unter die Leute.

Trotz dieser lieben Bemühungen war die ganze Chemo-Phase eine sehr einsame, traurige Zeit für mich. Immer wieder ging es mir tagelang so schlecht, dass ich nicht einmal das Haus verlassen konnte. Dann wieder hatte ich Angst, mich irgendwo mit einem banalen Infekt anzustecken, das hätte mir in meinem angeschlagenen Zustand gefährlich werden können. Ich war mittlerweile auch recht schlapp geworden, meine Kondition war im Keller. Sport war in dieser Chemo-Phase unmöglich geworden.

Ich schleppte mich durch die Zeit. Dann kam auch schon die vierte Chemo – ich hätte es mir nicht vorstellen können, aber nun wurde es nochmal schwerer. Ich glaube, es war dann die fünfte Chemo, die mir am meisten zusetzte. Meine Speiseröhre brannte inzwischen permanent wie Feuer, ich bekam nichts mehr herunter. Daraufhin bekam ich vom Brustzentrum ein Gel, das die Speiseröhre auskleiden sollte. Damit wurde es dann irgendwie aushaltbar. Dennoch: Ich war zermürbt. Ich konnte und wollte nicht mehr, alles tat mir weh. Dieser Zustand dauerte zwar nur ein paar Tage an, aber ich spürte überdeutlich, dass ich an meinen Grenzen angekommen war.

Die Ferien waren zu Ende, die Kinder waren aus dem Urlaub in Südfrankreich zurück und gingen wieder in die Schule. Der ganz normale Alltag, der Haushalt, die Versorgung meiner Kinder und unserer tierischen Mitbewohner – Katze, Kaninchen und Aquarium –, alles musste neben der kräftezehrenden Behandlung und den endlosen angstvollen Gedankenschleifen weiterlaufen. Ich war permanent erschöpft.

Ich lebte von einem Chemo-Termin zum nächsten. Hoffend, dass er schnell da wäre und die Behandlung voranging. Und gleichzeitig hätte ich mich am liebsten aus diesem Leben davongestohlen, wäre vor diesen Behandlungen davongelaufen: Denn jedes Mal hatte man sich eben wieder halbwegs mühsam aufgerappelt, ging in einem leidlich guten Zustand dahin – und wusste genau, dass sich das in wenigen Tagen ändern würde: Schmerzen und Unwohlsein warteten nach jeder Chemo unweigerlich auf einen ...

Pünktlich am 7. Oktober fand wie geplant die letzte Chemo statt. Mit welch ambivalenten Gefühlen ich sie begrüßte: Obwohl ich es so leid war und inzwischen mit großem Widerwillen ins Brustzentrum fuhr, war da auch ein Funken Freude – ich hatte es ja fast geschafft! Zum Chemo-Abschluss nahm ich Kuchen und alkoholfreien Sekt für alle mit. Ich wollte feiern, dass diese Zermürbung meines Körpers nun endlich aufhörte. Es würde endlich vorbei sein! Dennoch – völlig bizarr – überlegte ich damals ernsthaft, ob ich nicht auf der sicheren Seite wäre, wenn ich die Chemo weiter und weiter fortführen würde. Denn so lange ich Chemo bekam, wurde auch aktiv gegen den Tumor und dessen Zellen gearbeitet. Ich weiß noch, wie ich Frau Dr. Schneider fragte, ob man nicht rein vorsorglich dauerhaft Chemo bekommen könnte. Sie guckte mich irritiert an, verstand gar nicht, warum ich so versessen darauf war. Heute wirkt diese Idee auch für mich selbst sehr quer, wenn ich mich daran erinnere. Aber damals war meine Todesangst sehr real und dauernd präsent. Nach wie vor war mein letzter Gedanke vor dem Einschlafen: Krebs. Und morgens dachte ich auch gleich wieder daran.

Jetzt immerhin wusste ich: Nur noch einmal leiden – dann hatte ich es geschafft.

Während die Chemo in mich hineinlief, erzählte eine Patientin neben mir von ihrem Gynäkologen. Sie war voll des Lobes und damit war für mich der Grundstein für meine weitere Betreuung und die Nachsorge gelegt. Zu dem Gynäkologen, zu dem ich früher gegangen war, hatte ich kein Vertrauen mehr. Nachdem er mir damals telefonisch meine niederschmetternde Diagnose mitgeteilt hatte, war ich kein einziges Mal mehr bei ihm gewesen. Wozu auch? Betreut

wurde ich im Brustzentrum und zur Blutabnahme ging ich wöchentlich zu meinem Hausarzt.

Dann war auch diese Chemo überstanden. Es war also geschafft.
Und ich hatte sogar noch ein paar Wimpern und einige Augenbrau-
enhaare! Es war vorbei!

Ist es geschafft?!

Ich atmete durch: Nun konnte sich mein Körper regenerieren, die
Haare wieder wachsen. Wie immer holte ich mir einen Tag nach
der Chemo meine letzte Neulasta-Spritze ab und schluckte brav
mein Cortison und Emend. Am darauffolgenden Freitag ging ich
dann erstmals zu meinem neuen Gynäkologen, sehr wackelig auf
den Beinen und mit hochrotem Gesicht, doch ich brauchte einen
»Neuen«. Ich war spontan von ihm begeistert, er war so ganz mein
Fall, war ruhig und einfühlsam, nahm sich viel Zeit für mich. Ich
besprach mit ihm auch mein OP-Vorhaben. Immer noch galt mein
Tumor als lobulär und er bestärkte mich in meiner Absicht, mir die
Brust entfernen zu lassen, denn ein lobulärer Tumor wächst netzar-
tig. Man kann ihn dadurch in der Nachsorge schlechter erkennen,
als den häufiger auftretenden duktalen Brustkrebs.

Auch ein Termin beim Kardiologen stand nun wieder an. Zwei
Wochen nach der letzten Chemo musste ich zum Brust-MRT. Es
zeigte, dass der Tumor in der Brust aller Wahrscheinlichkeit nach
verschwunden war. Was für eine Freude, welche Erleichterung! Ich
war so glücklich erleichtert. Sollte es jetzt endlich aufwärtsgehen?
War es tatsächlich ausgestanden?

Der nächste Termin war die OP-Besprechung, an der auch die Ärztin für plastische Chirurgie teilnahm. Immer noch wollte ich mich von

meiner Brust trennen – und hoffte auf ein Silikonimplantat. Diese Hoffnung wurde mir jedoch genommen. Es stand fest, dass ich wegen meiner befallenen Lymphknoten bestrahlt werden musste und ich erfuhr, dass ein Silikonaufbau nach einer Bestrahlung allzu oft Probleme machte. Ich weiß noch, dass ich sehr geknickt war, als man mir anstelle eines Silikonaufbaus den eher komplizierten Aufbau mittels eines Bauchlappens vorschlug. Auf meine Frage, was denn mit der Brustwarze werde, erfuhr ich, dass man sie abtrennen, ausschaben und wieder annähen könne. Oh je, was tun?

Ich glaube, ich war bei diesem Gespräch ziemlich verzweifelt. Die Ärzte wollten mir eine brusterhaltende Operation schmackhaft machen, doch davon hatte ich mich innerlich bereits verabschiedet. Wir kamen dennoch zu einem Ergebnis: Eine **subkutane Mastektomie** mit **Expander-Einlage** und Entfernung der Brustwarze. Außerdem sollten noch etwa 16 Lymphknoten entnommen werden.

Der Expander – eine Art »Platzhalter« – würde bei der Operation vollständig mit Kochsalzlösung befüllt werden, später jedoch nicht weiter, weil die Brusthaut durch die Bestrahlung in Mitleidenschaft gezogen werden würde und danach keinesfalls weiter gedehnt werden sollte.

Die Operation wurde für den 5. November geplant. Bis dahin hatte ich Zeit, mich zu erholen. Ich hatte gehofft, meine Haare würden wieder wachsen, doch nein, ganz im Gegenteil: Die letzten Wimpern und Augenbrauen verabschiedeten sich. Nun sah ich aus wie ein Nacktmolch. Fehlende Haare kann man mit einer Perücke kaschieren, aber Wimpern und Augenbrauen? Doch damit nicht genug: Meine Zehennägel wurden immer lockerer und schmerzten, die Fußsohlen immer durchlässiger und empfindlicher, sodass ich zeitweise auf allen Vieren durch die Wohnung kroch und ansonsten in Gelschuhen lief.

In dieser Zeit fühlte ich mich unglaublich hässlich. Ich hatte über die Chemo-Zeit schon gut zwölf Kilo zugenommen, sämtliche Haare am ganzen Körper verloren und nun drohte mir auch noch der Verlust einer Brust. Alles einfach nur unangenehm, schlimm, manchmal fast unerträglich. Brustkrebs geht wirklich ganz schön an die Weiblichkeit. Dennoch: Ich wollte leben, egal wie. Schon allein für meine Kinder. Ich musste also meinen Weg finden, um damit zurecht zu kommen. Deshalb sah ich die Operation vor allem als einen weiteren Schritt auf meinem langen Genesungsweg.

Der Termin rückte näher und abermals quälte mich die Frage, wo die Kinder während der Zeit sein sollten. Wer würde für sie da sein? Torsten war wieder einmal zur Stelle: Er wohnte während meines Krankenhausaufenthalts in unserer Wohnung, war für die Jungs da und fuhr zwischendurch immer nur kurz nach Hause, um seine Katzen zu versorgen.

Die Operation verkraftete ich gut. Allerdings bereitete mir der Expander von Anfang an ziemliche Schmerzen. Außerdem hörte eine der Drainagen einfach nicht auf, immer weitere Wundflüssigkeit zu fördern, aber ich musste nach Hause, die Kinder brauchten mich doch! Also ließ ich mich mit Drainage entlassen. Ich musste nun zwar täglich einmal zur Kontrolle in die Ambulanz, aber wenigstens war ich wieder zu Hause! Und die Krankenkasse genehmigte mir für einige Tage eine Haushaltshilfe, was meinen Alltag sehr erleichterte.

Schließlich wurde auch die letzte Drainage entfernt. Aber der Expander schmerzte weiter, das ging noch über Monate so. Der ständige Schmerz, aber vor allem wohl der Weg, der inzwischen schon hinter mir lag, zwangen mich nun in die Knie. Ich war ganz unten, fühlte mich völlig mutlos, verzagt und ohne jedes Selbstbewusstsein ...

Und dennoch ging es ohne Atempause immer weiter. Meine erste Bisphosphonatgabe stand bevor, ebenso die Bestrahlung. Dafür musste jedoch erst die Operationswunde verheilt sein, also: wieder warten.

Eine böse Überraschung

Endlich bekam ich das Ergebnis der Pathologie: Komplettremission (PCR)! Das bedeutete, in der Brust waren keine Tumorzellen mehr vorhanden. Keine!

Doch gleichzeitig der Schock: In einem der 16 entnommenen Lymphknoten war eine *Mikrometastase* gefunden worden. Wie konnte das sein? Es waren doch alle Tumorzellen in der Brust vernichtet worden! Alle standen vor einem Rätsel. Erst ein Jahr später sollte es gelöst werden.

Mit dem erfolgreichen Abschluss der Chemo und diesen neuen Erkenntnissen hatte sich meine Tumorformel verändert. Nun lautete sie:

CT1c YpT0 pN2a (3/4SN) YpN1a (1/16) L0 V0 M0 R0 G3 triple negativ, lobulär.

Ich hatte – wegen einer einzigen Mikrometastase – nun das Stadium 3 erreicht. Damit hätte sich mein Grad der Behinderung (GdB) von ursprünglich 60 auf mindestens 80 erhöht. Das zuständige Versorgungsamt wurde darüber informiert, doch das wurde nicht entsprechend berücksichtigt. Dieses Versäumnis, dessen Tragweite ich zu diesem Zeitpunkt noch überhaupt nicht erfasste, sollte mir später noch erhebliche Probleme bereiten, als meine fünfjährige *Heilungsbewährung* endete. Doch selbst wenn ich das damals geahnt hätte: Meine Kraft reichte in diesem Moment schon längst nicht mehr aus, um für die Anerkennung zu kämpfen.

Die Komplettremission verhieß jedoch eine gute Prognose und ich war so erleichtert und meine Freude hätte grenzenlos sein können, war sie auch – für Momente. Doch gleichzeitig saß die Angst mir ständig im Nacken. Das Vertrauen in meinen Körper war verschwunden. Immer noch hatte ich Gefühl, als befände ich mich in einem bösen Traum. Ständig überkamen mich Zweifel: War die Diagnose überhaupt richtig? War es Krebs? Und hatte ich jetzt tatsächlich eine Komplettremission? Oder hatte der Pathologe vielleicht Krebszellen übersehen, konnte er einen Fehler gemacht haben? Und was bedeutete diese Mikrometastase? Es gelang mir einfach nicht, mich nur über die Komplettremission zu freuen und endlich zur Ruhe zu kommen.

Ende November hatte ich mein Abschlussgespräch in der Chemoambulanz. Auf meine Frage nach einer persönlichen Prognose wich mir Frau Dr. Schneider aus, wie sie es auch zuvor schon getan hatte. Warum nur? War meine Prognose etwa doch nicht gut? Wollte sie mich schonen? Und wieder begann mein »Kopfkino«. So gern hätte ich von einer guten Prognose gehört, aber diesen Gefallen tat Frau Dr. Schneider mir nicht. Vollkommen unerwartet kam diese Information dann von einem anderen Arzt.

Am selben Abend rief mich der Leiter des Strahleninstituts an. Er beglückwünschte mich zu meinem hervorragenden Ergebnis und erklärte, dass er mich damit zu den Geheilten zähle. Welch ein Balsam für meine geschundene Seele!

Heute glaube ich jedoch, dass er mich angesichts der bevorstehenden Strahlentherapie wohl als Patientin gewinnen wollte. Gelungen war es ihm jedenfalls. Ich bekam also einen Termin für meine Voruntersuchung.

Hoffnungsfunken im Kampf gegen den Krebs

Ungefähr zur selben Zeit erfuhr ich von der *Tumormarkerstudie* von Frau Dr. Stein aus München, die einen neuen Ansatz zur frühzeitigen Entdeckung von Metastasen verfolgte: Zu Beginn wurden die individuellen brustkrebsspezifischen Tumormarkerwerte der Patientinnen bestimmt, danach folgten weitere Bestimmungen im Abstand von jeweils sechs Wochen. Man ging davon aus, dass das Ansteigen der Tumormarker ausgehend vom individuellen Basiswert über einen längeren Zeitraum hinweg auf eine mögliche Metastasierung hinweisen könnte.

Ich versprach mir davon zusätzliche Sicherheit und so schrieb ich Frau Dr. Stein an, mit der Bitte, mich in diese Studie aufzunehmen. Zu meiner Freude wurde ich angenommen und das hieß fortan, alle sechs Wochen eine Blutprobe nach München zu schicken. Alles, was ich dafür brauchte – Kanülen, Probenröhrchen, Versandverpackung ... – bekam ich zugesandt. Mein Hausarzt entnahm mir dann jeweils die Probe und ich schickte sie zur Untersuchung nach München. Wenige Tage später bekam ich das aktuelle Ergebnis, was mich immer wieder sehr beruhigte. Zu meiner großen Enttäuschung wurde diese Studie aus finanziellen Gründen nach einem Jahr eingestellt. Die regelmäßigen positiven Untersuchungsergebnisse hatten mir viel Halt gegeben. Sie waren mir wie eine Krücke, an der ich mich festklammern konnte, während ich wieder laufen lernte.

Mittlerweile hatte ich von meinem Gynäkologen Krankengymnastik verordnet bekommen, da mir meine operierte Seite ständig weh tat. Dieser Expander machte mich einfach verrückt! Meine Physiotherapeutin stellte fest, dass es im Operationsbereich zu Verklebungen zwischen Gewebe und Knochen gekommen war. Auch hätten sich die großen Narben immer mehr verhärtet und dadurch das Gewebe zusammengezogen. Mittels spezieller Massagetechniken, die helfen sollten, die Gewebeschichten wieder von einander zu lösen, konnte sie mir tatsächlich Linderung verschaffen.

Anfang Dezember 2009 stand meine erste Zometagabe an. Ich hatte in der vorhergehenden Zeit viel darüber gelesen. Erste Studien darüber waren veröffentlicht worden. Man vermutete, dass Bisphosphonate nicht nur Knochenmetastasen, sondern auch *viszerale Metastasen* verhindern können. Ich freute mich regelrecht auf diese Infusionen, stellten sie doch einen weiteren Mosaikstein in meinem Heilungsprozess dar.

Vorher musste ich jedoch erst noch zum Zahnarzt, der Gebiss und Kiefer gründlich untersuchte. Das war nötig, weil während der Einnahme von Bisphosphonaten möglichst gar keine zahn- und kieferchirurgischen Eingriffe gemacht werden sollen. Bisphosphonate können nämlich *Kieferosteonekrosen* verursachen. Dies kommt zwar nur sehr selten vor, ist dann aber eine ernste Komplikation. Ich blieb glücklicherweise davon verschont.

Die Infusion verlief problemlos, der Rest des Tages und die Nacht ebenso. Doch am nächsten Morgen wachte ich mit fürchterlichen Schmerzen im Oberkörper auf. Was war das bloß? Ich kam kaum aus dem Bett heraus, kroch buchstäblich auf allen Vieren durch die Wohnung. Dabei hatte ich abwechselnd leichtes Fieber und Schüttelfrost. Ich erinnerte mich gelesen zu haben, dass die Wirkung der ersten Zometagabe sehr heftig sein könne, manche Patientinnen würden sich wie »vom Bus überrollt« fühlen. Ja, das beschrieb genau das, was ich empfand. Wie sollte ich es nur zur Krankengymnastik schaffen? Ich weiß nicht mehr wie, aber irgendwie bekam ich es hin. Ich wollte dort dann auch nur eine leichte Rückenmassage im Sitzen, mehr hätte ich nicht ertragen.

Am nächsten Tag flauten die Schmerzen ab und verschwanden so plötzlich, wie sie gekommen waren. Alle weiteren Bisphosphonatgaben sollte ich dann ohne jegliche Nebenwirkungen vertragen.

Wenige Tage später hatte ich meinen ersten Termin in Düsseldorf-Gerresheim, zum Wiederaufbau meiner Brust. Diesen Termin hatte mein Brustzentrum für mich vereinbart. Ich fühlte mich sehr elend, so halbnackt und kahlköpfig vor dem Professor zu stehen, aber da musste ich durch. Mittlerweile war es leider zu einer Art unangenehmer Normalität geworden, dass ich mich »oben ohne« zu zeigen hatte, ich musste es ja dauernd tun. Professor Ahrens erklärte mir seinen Plan: Aus einem Bauchlappen *(DIEP-Flap)* würde die neue Brust geformt werden. Er ging geduldig auf all meine Fragen ein. Ich erfuhr, dass es eine mehrstündige, komplizierte Operation mit einem Mindestaufenthalt im Krankenhaus von zehn Tagen sei. Mein erster Gedanke: Oh je, wie sollte ich das mit den Kindern wieder machen?

Doch ich hatte noch etwas Zeit bis zur Operation, bis dahin würde mir schon etwas einfallen. Der Termin war für Mitte April 2010 angesetzt, vorher würde noch die Bestrahlung und die heißersehnte Anschlussheilbehandlung stattfinden. Doch nun war erst einmal das *Planungs-CT* im Strahleninstitut angesetzt. Und Mitte Dezember begann dann die Strahlentherapie. Eine nicht enden wollende Parade an Behandlungen ...

Da ich inzwischen vier befallene Lymphknoten hatte, bekam ich eine Bestrahlung, die auch die *Lymphabflusswege* (LAW) umfasste. Mir war das ganz recht, denn ich wollte nach wie vor alles mitnehmen, was mich auf dem Weg zur Heilung voranbrachte. Vor der Bestrahlung wurde ich mit verschiedenfarbigen Filzstiften bemalt. Die *Markierungen* reichten bis hoch zum Schlüsselbein. Gut, dass gerade Winter war, so konnte ich meine Kriegsbemalung unter hochgeschlossenen Oberteilen verbergen.

Die folgenden Bestrahlungen dauerten jeweils nur wenige Minuten. Blöd war nur, dass ich komplett »oben ohne«, also sogar ohne Perücke, auf die Liege musste. Ich fühlte mich schrecklich: Völlig entstellt durch die Brust-OP, übergewichtig und kahlköpfig.

Auch wenn es sich für mich immer wieder entwürdigend und hart anfühlte, völlig entblößt in diese Behandlungen zu gehen, war es doch wichtig: Brustkrebs ist eine *systemische Erkrankung,* die Behandlung muss sich auf den gesamten Körper erstrecken. Nicht der Tumor in der Brust ist tödlich, es sind die abgewanderten Tumorzellen, die sich irgendwo ansiedeln und Metastasen bilden können.

Das Jahr 2009 neigte sich seinem Ende entgegen. Erschöpft nahm ich Abschied, in der Hoffnung, es möge im nächsten Jahr wieder aufwärtsgehen. Ich bemühte mich, mit Baum, Geschenken und der üblichen Weihnachtsfeierei ein bisschen Normalität in unseren Alltag zurück zu zaubern. Doch es blieb ein trauriges Jahresende.

Erste Schritte zurück in die Normalität

Nachdem ich die Bestrahlungen mit leichten Verbrennungen überstanden hatte, war es Mitte Februar 2010 dann soweit und ich durfte zur Anschlussheilbehandlung nach Badenweiler fahren.

Meine medizinische Behandlung war jetzt erst einmal abgeschlossen. Und ich war in einen Zustand geraten, der als »Therapieloch« bezeichnet wird: Mir ging es psychisch schlecht, ich litt unter Ängsten und ich erinnere mich noch an ein besonderes Beispiel dafür.

Es war in der Bestrahlungszeit, als ich eines Morgens mit furchtbaren Schmerzen in der rechten Schulter aufwachte. Sofort schrillten meine Alarmglocken: Das mussten Metastasen sein!

Völlig aufgelöst bat ich im Strahleninstitut um ein Gespräch mit meiner Ärztin. Ich weinte haltlos und schilderte ihr meinen Verdacht. Offensichtlich sehr bestürzt über meine Verfassung bemühte sie sich intensiv, mir meinen Verdacht zu nehmen. Dann vereinbarte sie für mich einen sofortigen Termin beim Orthopäden, der sich im selben Haus befand. Dort wurde ich gleich geröntgt. Der Arzt erschrak, als er meinen Port auf den Aufnahmen sah, denn damit hatte er wohl nicht gerechnet.

Man konnte auch deutliche Kalkablagerungen auf dem Schulterdach erkennen, die nach seiner Aussage wohl in das Gelenk »hineingebröselt« waren. Das war der Grund für meine plötzlichen Schmerzen. Also keine Metastasen, nur eine Schleimbeutelentzündung. Ich bekam Cortisonspritzen in das Schultergelenk, was ziemlich schmerzhaft war. Aber: Hauptsache keine Metastasen!

Das erlebte ich damals immer wieder: Plötzliche unbändige Ängste, die über mich hinwegrollten, und gegen die ich so machtlos war. Schmerzen in der Schulter? Metastasen! Mehrere Tage Kopfschmerzen? Das konnten nur Hirnmetastasen sein! Manchmal hatte ich das Gefühl, verrückt zu werden, während ich meinen Körper mit panischem Misstrauen belauerte ...

Endlich mal durchatmen – schöne Momente in Badenweiler

Meine Hoffnungen richteten sich auf meine ersehnten Wochen in Badenweiler, einer hübschen Kleinstadt im Südschwarzwald, inmitten von Weinbergen. Hier wollte ich wieder zu mir kommen.

Auch die Jungs wusste ich gut versorgt: Ihre Oma, Jürgens Mutter, war extra angereist und würde während der ganzen Zeit bei ihnen wohnen.

Über die Klinik hatte ich nur Gutes gehört. Sie gehört zu den Hamm-Kliniken, die über einen hohen Behandlungsstandard verfügen. Einst war das Haus ein riesiges, mondänes Hotel, das später zur Rehaklinik umgebaut worden war.

Hermes holte vorher mein Gepäck zu Hause ab und am Karnevalsdienstag ging es los. Schon zwei Wochen zuvor hatte ich meine Perücke in die Verbannung geschickt und lebte seitdem wieder »oben ohne«. Zwar waren meine neuen Haare noch raspelkurz, doch war ich nun mutig genug, Frischluft an meinen Kopf zu lassen. So stand ich also am Hauptbahnhof, körperlich immer noch sehr angeschlagen, ohne Kondition und mit wenigen Haaren. Dafür waren aber die Wimpern und Augenbrauen schon gut nachgewachsen. Erstaunlicherweise ging es an diesen Stellen wirklich schnell.

Die Fahrt entpuppte sich leider erst einmal als Katastrophe. Als der Zug einfuhr, bemerkte ich, dass es den Waggon, in dem mein Platz reserviert war, gar nicht gab. Auch der Zugbegleiter, den ich um Hilfe bat, konnte mir nicht weiterhelfen. Dazu kam noch, dass der Zug überfüllt war. Kein Wunder, der Kölner Karneval ging gerade zu Ende. Ein Stehplatz in drangvoller Enge, das war alles, was es für mich gab. Das war nichts für meinen Kreislauf. Mir war schwindelig, mir wurde übel, ich war wackelig auf den Beinen ... Leider fehlte mir der Mut, den Zugbegleiter um einen Notsitz zu bitten. Natürlich hätte ich meinen Schwerbehindertenausweis zücken können, was ich aber einfach nicht fertigbekam. Konnte man mir denn nicht ansehen, wie dringend ich einen Sitzplatz gebraucht hätte? Ich war sauer und enttäuscht.

Als wir Frankfurt-Flughafen erreicht hatten, stiegen zum Glück einige Fahrgäste aus, sodass ich endlich einen der ersehnten Sitzplätze ergattern konnte. In Mannheim musste ich umsteigen, anschließend dann noch einmal. Was für eine Mühsal, ohne Kondition und in jeweils nur wenigen Minuten Umsteigezeit. Aber irgendwann war ich am Ziel und wurde mit dem Klinikbus abgeholt. Aufatmen.

Nun sollten vier wunderbare Wochen beginnen. Von Krankenhausatmosphäre war in der wunderschönen Klinik nichts zu spüren. Ich bekam ein hübsches kleines Zimmer, das mich jedoch selten sehen sollte. Denn ich wollte raus, wollte leben und lachen – ich wollte endlich wieder ich selbst sein.

Nach meiner Eingangsuntersuchung durch die Klinikärzte bekam ich einen Wochenplan, der von morgens bis abends vollgepackt war. Genauso hatte ich es mir gewünscht. Es gab wohl keinen Kurs und keine Aktivität, für die ich mich nicht angemeldet hatte. Beim Abendessen lernte ich meine drei Tischnachbarn kennen: Zwei Männer über 70, eine Frau an die 60. Schnell waren anfängliche Berührungsängste und Zurückhaltung überwunden und wir wurden zu einer richtig tollen Gruppe. Mit einem der Herren, Werner, traf ich mich häufig in der großen Eingangshalle zum Schachspiel. Dort gab es einen gemütlichen Bereich, den viele Patienten gern als Treffpunkt zum Plaudern und für Gesellschaftsspiele aller Art nutzten. Wenn wir zwei uns dort spannende Partien am Schachbrett lieferten, kamen immer rasch mehrere Zuschauer zusammen, die an unserem Ringen mit großem Interesse teilnahmen. Werner war ziemlich gut im Schach und ich davon gelegentlich frustriert. Es lief aber eigentlich auf ein mehrwöchiges Dauer-Remis hinaus.

Rolf, mein anderer Tischnachbarn, wohnte ganz in der Nähe und hatte von einem Wochenendaufenthalt zu Hause ein Fotoalbum aus den 1960er-Jahren mitgebracht. Als er erfuhr, dass Köln meine Heimatstadt war, erinnerte er sich an eine Urlaubsfahrt mit dem Moped, die ihn und seine Frau dorthin geführt hatte. Voller Stolz zeigte er mir Fotos von dieser Reise.

Nach einem weiteren Wochenende zu Hause hatte Rolf eine besondere Überraschung für mich, einen Apfelkuchen. Verschmitzt erklärte er mir dazu, dass er ihn frühmorgens, noch bevor seine Frau aufgestanden sei, heimlich für mich gebacken hätte. Ich war richtig gerührt und mit dem Wissen über seine besondere Entstehungsgeschichte schmeckte dieser Kuchen ganz besonders lecker.

Es war so schön, unter Menschen mit dem gleichen Schicksal zu sein. Niemand guckte komisch, weil meine Haare so kurz waren, hatten wir doch alle Krebs und lebten hier in einem geschützten Umfeld.

Über das Krebs-Kompass-Forum war ich inzwischen recht bekannt geworden und ich hatte dort auch ein Foto als Avatar hinterlegt. Einige der Brustkrebsfrauen hier in der Klinik waren auch in diesem Forum unterwegs und erkannten mich nun: »Bist du nicht die Jule aus dem Forum?«. Ich war darüber zunächst verdutzt, freute mich dann aber, dass ich die eine oder andere ihrer Fragen beantworten konnte.

Mit der Zeit gewann ich auch meine körperliche Leistungsfähigkeit zurück. Dazu trug das großartige Sportangebot der Klinik wesentlich bei. Schwimmen, Wandern, Gymnastik ... ich nahm alle Angebote mit, und ich wurde immer fitter.

Schon bald lernte ich Annemarie kennen, die mir als recht still und in sich gekehrt auffiel. Wir kamen irgendwann ins Gespräch und ich erfuhr von ihrem Problem: Sie hatte nach ihrer Erkrankung 2008 nun suspekte Hautveränderungen am Brustkorb, zunehmend größer werdende Stellen nach einer beidseitigen Mastektomie.

Da die Reha-Ärztin auch nicht recht wusste, was das sein konnte, schickte man Annemarie zur Untersuchung in die Uniklinik nach Freiburg. Dort entnahm man eine Biopsie und kurze Zeit später stand das Ergebnis fest: Hautmetastasen. Annemarie war am Boden zerstört und zog sich daraufhin noch mehr zurück. Auch ich war schockiert und versuchte, sie in verschiedene Aktivitäten einzubeziehen, allerdings vergeblich. Gemeinsam mit ein paar anderen Frauen kaufte ich ihr einen hübschen Korb mit Frühlingsblumen, doch ich glaube, nichts kam gegen diesen Schock an. Man muss sich das vorstellen: Man kommt nach einer vorangegangenen Anschlussheilbehandlung in die Reha, glaubt, dass alles gut gegangen ist – und bekommt dann eine solche Diagnose. Während wir anderen immer häufiger an den Wochenenden in die Kleinstadtdisco gingen, tanzten, lachten und Spaß hatten, blieb Annemarie in ihrem Zimmer. Die Hautmetastasen wuchsen sichtbar und durch die Biopsie sah die Haut wund und offen aus. Annemarie tat mir so leid und ich nahm mir vor, mich besonders um sie zu kümmern.

Ich bekam die obligatorische Verlängerungswoche angeboten und griff gern zu. Hatte ich diese Woche doch bereits eingeplant, und ich brauchte sie auch. Jürgens Mutter hatte sich ohnehin von Anfang an auf eine vierwöchige Betreuungszeit in Köln bei den Jungs eingerichtet.

Mir ging es hier in Badenweiler von Tag zu Tag besser. Ich hatte das Gefühl, wieder die Alte zu werden. Und so ließ auch ein Flirt nicht lange auf sich warten. Am Nachbartisch saß ein Mann, der deutlich jünger war als die anderen Patienten und zudem auch noch gut aussah. Er war groß und schlank, hatte dunkles, kurz geschnittenes Haar und graumelierte Schläfen. Und dazu noch diese sanften blauen Augen – genau mein Typ! Immer, wenn sich unsere Blicke trafen, schenkte er mir ein warmherziges Lächeln. Das tat mir so gut. Später erfuhr ich, dass er Wolfgang hieß, Anfang 50 und verheiratet war. Wie schade! Dennoch tat mir das unschuldige Flirten gut, denn mir wurde dadurch klar, dass diese Ambitionen immer noch in mir schlummerten. Sie waren in den Monaten der Krebsbehandlung nur verschüttet gewesen.

In der Disko lernte ich auch noch einen Mann kennen, Ralf aus Stuttgart. Wir flirteten ein wenig, tanzten viel, tauschten unsere Telefonnummern aus ... So vergingen aktive Tage, in denen ich immer fitter wurde und: Ich konnte wieder lachen!

Einziger Wermutstropfen war Annemaries Schicksal. Sie tat mir unendlich leid. Während ich aufgedonnert in die Disko schwebte, verkroch sie sich in ihrem Zimmer. Ich bekam sie nur noch selten zu sehen. Wenigstens hatten wir unsere Telefonnummern ausgetauscht, als es für mich hieß, Abschied zu nehmen. Ich war dabei zu Tränen gerührt. So viele Leute waren zum Klinikausgang gekommen, um mir nachzuwinken. Ich hatte sehr viele und sehr nette Bekanntschaften geschlossen.

Zwischen den Welten – wieder zu Hause, doch noch nicht wieder die Alte

Frisch gestärkt und mit viel neuem Mut trat ich meine Heimreise an. Die verlief im Gegensatz zur Hinreise ausgesprochen entspannt. Am Bahnhof holten mich Torsten und meine Kinder ab. War das schön, wieder daheim zu sein! Und es gab etwas, worauf ich mich besonders freute: Noch vor der Reha hatte ich mich entschieden, dass unser Kater Speedy künftig eine Katzenpartnerin haben sollte. Diese sollte, wie unser Kater zuvor auch, von einer Tierschutzorganisation kommen.

Die Wahl fiel auf Sandy, ein junges dreifarbiges Katzenmädchen aus dem spanischen Malaga. Mitte März sollte sie in Köln per Flugzeug eintreffen. Eine Urlauberin, die sich bereit erklärt hatte, für Sandy eine Flugpatenschaft zu übernehmen, würde sie mitbringen. Eine solche kurze »Patenschaft« kann übrigens jeder Urlauber übernehmen, indem er auf dem Rückflug nach Deutschland Tiere mitnimmt, auf die am Zielort meist schon die neuen Familien warten. Die beteiligten Tierschutzorganisationen bereiten dafür alles Nötige vor, sodass der Pate beim Abflug lediglich eine Transportbox übernimmt, die er gleich nach der Ankunft in Deutschland dem künftigen Halter des Tieres übergibt.

Wie ich mich auf Sandys Ankunft freute! Bedeutete doch die Entscheidung, ein weiteres Tier aufzunehmen und dafür Verantwortung zu tragen, dass ich Hoffnung für die Zukunft hatte. Ich glaubte daran und wollte es für meine Kinder und für mich, denn immer mehr war ich davon überzeugt, dass das noch nicht alles gewesen sein konnte. Ich wollte doch auch noch einmal lieben ... Doch bis dahin sollte noch einige Zeit ins Land gehen.

Nur wenige Wochen später stand bei meinem Sohn Julian eine Operation am großen Zeh an. Nichts Dramatisches, aber als Mutter zittert man ja doch mit seinen »Kleinen", obwohl Julian inzwischen schon 15 Jahre alt war.

In einem Gespräch nach der Operation machte mir die Ärztin Vorwürfe, wieso Julians Füße in solch einem schlechten Zustand seien. Julian litt schon seit seinem dritten Lebensjahr unter Fußpilz, der auch die Nägel befallen hatte. Natürlich hatte ich mich immer darum gekümmert, doch die Salben und der Nagellack halfen jeweils nur kurzfristig. Das letzte Dreivierteljahr hatte ich tatsächlich genug mit mir selbst zu tun gehabt. Leider sagte ich das nicht. Ich schluckte den Vorwurf herunter, genauso wie meine Tränen. Das saß tief.

Da stand ich mit meinen raspelkurzen Haaren und war nicht in der Lage, meine Situation klarzustellen.

Die Gedanken dieser Ärztin konnte ich nachvollziehen: Wahrscheinlich sah sie in mir eine rücksichtslose Radikale, die mit einer coolen Kurzhaarfrisur herumlief und sich um nichts scherte Diese Begebenheit zeigte mir, dass ich noch lange nicht wieder die frühere Katrin war.

Im April standen noch zwei Dinge für mich an. Zum einen unser Hüflu-Treffen und kurze Zeit darauf meine Aufbau-OP. Ich hatte ja acht andere Frauen im Krebs-Kompass-Forum kennengelernt, mit denen mich inzwischen viel verband. Wir hüftschwingenden Flusenköpfe trafen uns nun zum ersten Mal persönlich – außerhalb des Internets, von Angesicht zu Angesicht. Ich war so gespannt!

Wir verbrachten ein Wochenende in einem romantischen Hotel im Grünen in der Nähe von Köln, hatten unendlich viel Gesprächsstoff und jede Menge Spaß miteinander. Die Mädels waren genauso, wie ich sie mir vorgestellt hatte: voller Humor, optimistisch und lebensbejahend. Bisher kannten wir uns ja nur von unseren vielen Forenbeiträgen, doch nun spürte ich, wie vertraut wir einander geworden waren. Schließlich hatten wir unsere harten Therapien gemeinsam durchgemacht. Leider musste ich etwas eher als die anderen abreisen, denn ich hatte noch so viel zu Hause vorzubereiten.

Wenige Tage darauf sollte meine Brustaufbau-OP in der Sana-Klinik in Düsseldorf-Gerresheim stattfinden. Mit ambivalenten Gefühlen schaute ich den vor mir liegenden Tagen entgegen. Zwar freute ich mich darauf, den ständig schmerzenden Expander endlich los zu werden, doch ich hatte auch große Angst vor der kommenden achtstündigen OP. Und wieder einmal musste ich die Kinder verlassen, aber Torsten zog diesmal wieder in unsere Wohnung ein, um sich um sie zu kümmern.

Meine Operation fand am 21. April statt. Wie nicht anders zu erwarten, bekam ich von der OP nicht das Geringste mit. Später erfuhr ich, dass zwei OP-Teams gleichzeitig an mir gearbeitet hatten. Eine Gruppe entfernte den ungeliebten Expander und legte die Brustarterie frei, musste dabei auch ein Stück von einer Rippe entnehmen. Das andere Team entnahm ein Stück von meiner Bauchdecke inklusive der dazugehörigen Arterie. Aus diesem »Bauchlappen« sollte meine neue linke Brust entstehen. Dazu wurde er regelrecht »verpflanzt«, also nicht einfach drangenäht, sondern aufwändig angepasst, auch Blutgefäße wurden miteinander verbunden. Auch am Bauch wurde sorgfältig gearbeitet: Die Ärzte trennten meinen Nabel ab und nähten ihn so an, dass er wieder schön in der Mitte saß. Zum Schluss wurde die riesige Bauchwunde verschlossen. Meine Bauchnarbe, die auch heute noch deutlich sichtbar ist, verläuft vom linken bis zum rechten Hüftknochen.

Mitten in der Nacht wachte ich auf der Intensivstation auf, wo ich insgesamt eineinhalb Tage bleiben sollte. Die vielen Schmerz- und Narkosemittel hatten mich ziemlich benebelt. Noch dazu war ich völlig unfähig, mich zu bewegen. Einschlafen konnte ich auch nicht wieder. Der Rest der Nacht zog sich unendlich hin, ohne dass ich zur Ruhe kam. Wurde doch meine frisch operierte Brust im Stundenrhythmus per Ultraschall kontrolliert, um sicher zu gehen, dass sie auch gut durchblutet war. Am Morgen brachte mir eine Schwester den ersehnten Kaffee, der meine Lebensgeister tatsächlich ein wenig weckte. Und dann bemerkte ich erst, wie viele Drainagen und Zugänge mir gelegt worden waren: Es waren vier Drainagen im Bauchbereich, weitere vier am Oberkörper, ein venöser und ein arterieller Zugang, ein zentraler Venenkatheter am Hals und schließlich noch ein Blasenkatheter.

Auf der Intensivstation spürte ich noch keine Schmerzen, denn ich bekam unter anderem Morphium. Das sollte sich ändern, als ich wieder auf mein reguläres Stationszimmer zurückdurfte. Hier bekam ich lediglich Ibuprofen, doch das kam gegen die überwältigenden Schmerzen nicht an. So litt ich einen Tag lang still dämmernd vor mich hin. Am Tag darauf wurde mein Blasenkatheter entfernt, was aber bedeutete, dass ich fortan selbst zur Toilette gehen musste, die sich auf dem Flur befand. Was für eine Wandertortur mit dem ganzen Schlauch- und Kabelsalat! Gebeugt wie eine Greisin schlich ich jedes Mal los, schob meinen Infusionsständer vor mir her und trug meine Drainageflaschen in mehreren umgehängten Beuteln. Nach jedem Marsch fühlte ich mich, als hätte ich gerade einen Marathonlauf hinter mir. Schweißgebadet und mit zitternden Beinen fiel ich dann wieder in mein Bett. Das wunderte mich auch nicht, hatte ich doch bei der Operation sehr viel Blut verloren und mein *Hämoglobingehalt* lag auch weit unterhalb des Normalbereichs.

Wie mühsam war dann auch das Waschen. Da sich aber ohnehin kein Besuch angekündigt hatte, musste ich es zumindest nicht allzu oft tun. Meine Kinder konnten mich nicht allein besuchen, für eine solche Fahrt waren sie noch zu jung. Und Torsten schaffte es nicht mit ihnen zu kommen, er musste ja auch arbeiten gehen. Ich fühlte mich sehr allein, hatte immer noch Schmerzen und noch nicht einmal eine Bettnachbarin, weil ich in einem Einzelzimmer lag.

Ein wenig Abwechslung brachten die täglichen Visiten und auch das meist schmerzhafte Entfernen meiner Drainagen. Immerhin wurde ich dadurch immer mobiler. Ganz überraschend bekam ich einen Blumenstrauß geschickt. Absender war mein »Reha-Flirt« Ralf. Bald darauf erreichte mich auch noch ein Päckchen von ihm – mit einem hölzernen Elch, der an einer langen Feder wippt und dabei die Zunge herausstreckte. Dieser Glücksbringer fand einen Platz an meinem Infusionsständer, so war er ständig bei mir. Dazu schickte

Ralf mir einen liebevollen Brief mit warmherzigen Genesungswünschen und auch Süßigkeiten. Wie wohl mir das tat!

Auch von Annemarie erreichte mich ein Päckchen. Sie hatte ebenfalls einen Glücksbringer für mich gefunden: Einen Schutzengel aus Plüsch, der mich als Anhänger an meinem Autoschlüssel auch heute noch auf allen Fahrten begleitet.

Als ich zum ersten Mal wieder duschen durfte, genoss ich dieses sinnliche Erlebnis voller Freude. Ich hatte das große Glück, keine Wundheilungsstörung zu haben. Alles lief nach Plan und ich konnte bereits nach zehn Tagen entlassen werden.

Endlich wieder zu Hause! Doch ich war körperlich noch sehr, sehr eingeschränkt und auch seelisch ging es mir nicht gut. Die ständigen Schmerzen und meine gefühlte Hilflosigkeit zermürbten mich. Die Behandlung und die Schmerzen dauerten nun schon zwölf Monate an und ich war es einfach leid.

Den Haushalt und die Kinder versorgen, das ging nicht ohne Hilfe. Zum Glück hatte ich Torsten, der mich dabei tatkräftig unterstützte.

Immer, wenn ich mich nackt im Spiegel betrachtete, wurde mir deutlich, wie sehr sich mein Körper verändert hatte. Mein Bauch war nun sehr flach, wie schön. Doch wer glaubt, man bekommt durch die Operation eine neue Brust und als Bonus dazu auch noch einen wunderschönen flachen Bauch, den muss ich enttäuschen. Zwar ist der Bauch dann flach und wird es bleiben, doch das Fett sucht sich seinen Weg und wenn es den Bauch nicht mehr »besetzen« kann, geht es eben auf die Hüften oder sonst wohin. Wenn ich heutzutage zunehme, dann hauptsächlich an den Hüften, während der Bauch unverändert bleibt. Aber die neue Brust sah toll aus, sehr natürlich und ich war damit äußerst zufrieden. Dennoch dachte ich schon bald über eine **Angleichungs-OP** nach, denn meine Brüste waren nicht mehr gleich groß und diese Asymmetrie begann schon bald, mir zu missfallen. Auch wollten meine BHs nicht wirklich passen, denn der Unterschied betrug eine ganze Körbchengröße. Dennoch lautet meine Bilanz: Diese Art des Brustaufbaus hat sich gelohnt.

Während der ganzen Zeit kommunizierte ich fleißig mit Annemarie. Ihr ging es immer noch nicht gut, die Therapien schlugen nicht an und ihre Wunden schmerzten. Mittlerweile hatten sich zusätzlich zu den Hautmetastasen **Pleuraergüsse** gebildet, die schon mehrfach punktiert worden waren. Das Problem dabei ist, dass man das nicht beliebig oft wiederholen kann. Also wurde ihr vorgeschlagen, den Raum zwischen dem Lungen- und dem Rippenfell rechts und links in zwei Operationen zu verkleben. Während ich Annemarie in Badenweiler zunehmend verschlossen erlebt hatte, taute sie nun wieder auf. Wir verabredeten, uns bald gegenseitig zu besuchen.

Sehnsucht nach einem Neubeginn

Mittlerweile war es Mai. Meine Brustkrebsdiagnose war nun ein Jahr her. Und was für ein Jahr das gewesen war, ein ständiger Ausnahmezustand. Ich wollte endlich zurück in die Normalität, ins Arbeitsleben, wieder durchstarten. Ich wusste, dass ich noch ein bisschen Geduld brauchen würde, aber für Mitte Juli plante ich jetzt auf jeden Fall meinen Neuanfang im Labor. Zunächst nur für wenige Stunden täglich, orientiert am sogenannten **Hamburger Modell**.

Nicht nur der Wiedereinstieg in die Arbeit beschäftigte mich gedanklich, ich hatte das Bedürfnis, in meinem ganzen Leben »aufzuräumen«. Im vergangenen Jahr hatte ich nur allzu oft gespürt, was wirklich wichtig war. So nahm ich jetzt auch konsequent meine »Freundschaften« unter die Lupe. Bewusst beendete ich Beziehungen, die sich in der schwierigen Zeit nicht bewährt hatten. Ich wollte lieber wenige, dafür aber verlässliche Menschen um mich haben. Einige hatte ich schon unter den Brustkrebsmädels gefunden, auch wenn wir leider alle weit voneinander entfernt wohnten.

Und ich marschierte in den Laden, vor dem ich ein Jahr vorher nach meiner Diagnose gestanden hatte mit dem Gedanken, dass ich die wunderschöne Desigual-Tasche nicht mehr kaufen musste, war doch eh alles vorbei ... Ich kaufte mir jetzt hier eine ganz ähnliche Tasche vom selben Designer.

Im Juni stand dann außerdem noch meine zweite Zometa-Infusion an, die ich dieses Mal – wie erwartet – problemlos vertrug. Und meine Katze Sandy wurde kastriert. Sie und Speedy waren ein sehr harmonisches Katzenpaar geworden, und verbrachten die meiste Zeit des Tages eng umschlungen auf ihrem Kratzbaum. Das war mir fast ein wenig zu beschaulich, ich wünschte mir mehr »Leben in der Bude«. So suchte ich wieder via Internet nach lebhafter Ergänzung und verguckte mich schon kurze Zeit später in einen Kater, der in einem spanischen Tierheim in Malaga saß. Dieser arme Kerl hatte dort schon mehr als ein Jahr verbracht. Er blickte traurig aus wunderschönen grünen Augen drein. Den wollte ich bei uns haben! Ich fragte nach, ob das Katerchen noch zu adoptieren wäre – das war er und so war Samsons Einzug bei uns beschlossene Sache.

Unsere balkonlose Wohnung an dieser lauten Kreuzung war ich inzwischen mehr als leid. Dort wollte ich unbedingt weg und ich sah mich nach Alternativen um. Die Kinder waren nun groß genug, um ein paar Stationen mit der U-Bahn zur Schule fahren zu können.

Dieser heiße Sommer 2010 war eine sehr zukunftsbejahende Zeit. Obwohl durch die Nachwirkungen der Operation körperlich immer noch sehr gehandicapt, war ich doch sehr aktiv. So fand ich auch sehr rasch eine neue Wohnung, nicht weit entfernt von der alten, die Schule und mein Institut waren gut erreichbar. Das Beste daran war: Ich bekam diese schöne Wohnung, obwohl ich alleinerziehend war und ein ganzes Jahr im Krankenstand zugebracht hatte. Das hatte ich nicht zu träumen gewagt!

Unsere neue Vierzimmerwohnung in einem schönen, ruhigen Wohnpark hatte auch den großen sonnigen Balkon, nach dem ich mich so lange gesehnt hatte. Bis zum Einzug im August sollte aber noch eine Menge zu tun bleiben.

Bei allem Aufbruch sah es leider in Sachen Liebe immer noch düster aus. Weit und breit war kein passender Kandidat in Sicht. Ich war mittlerweile wieder so weit, dass ich jemanden kennenlernen wollte, fühlte mich oft einsam. Die Kinder waren zunehmend selbstständiger geworden und so gab es nicht mehr viele gemeinsame Unternehmungen.

Doch Ende Juni holte ich erst einmal gemeinsam mit Torsten meinen spanischen Kater Samson vom Düsseldorfer Flughafen ab. Als ich dieses kleine, zierliche Kerlchen sah, war es um mich geschehen. Er war vom ersten Moment an zutraulich. Leider sollte er nach kurzer Zeit schwer krank werden. Zahllose Tierarztbesuche später – und ich um ein kleines Vermögen ärmer – wurde er zum Glück wieder ganz gesund. Diese intensive Zeit sollte den Grundstein für eine ganz besondere Beziehung legen, die auch heute noch andauert.

Mitten hinein in die Aufbruchstimmung platzte eine schlimme Nachricht: Annemarie war mittlerweile zur Bestrahlung der Hautmetastasen wieder im Krankenhaus. Sie war sehr schwach und es ging ihr schlecht. Wir telefonierten inzwischen fast täglich. Sie war erst wenige Tage im Krankenhaus, als sich bei meinem Anruf dort ihr Mann am

Telefon meldete. Er schilderte mir, dass Annemarie nicht mehr zum Telefonieren in der Lage wäre und man mit dem Schlimmsten rechnen müsse. Am nächsten Tag, es war mein Geburtstag, rief er mich an. Annemarie war verstorben. Ich weinte fassungslos. Wie war das möglich? Im Februar und März hatte es doch erst mit kleinen Hautmetastasen angefangen. So schnell? Ganz verstehe ich das auch heute noch nicht. Ich vermute, dass sie noch weitere unentdeckte Metastasen hatte. Hatte sie die Wahrheit nicht wissen wollen? Oder war überhaupt nicht nach weiteren Metastasen gesucht worden? Ich werde es nie erfahren. Oft denke ich auch heute noch an Annemarie, besonders an meinem Geburtstag. Ich hätte sie gerne näher kennen gelernt. Mit ihrem Mann habe ich immer noch gelegentlich Kontakt.

Leider konnte ich nicht zu ihrer Beerdigung in den Schwarzwald fahren, denn in Köln wurde es immer turbulenter: Meine Wiedereingliederung stand unmittelbar bevor und ich hatte viel mit der neuen Wohnung zu tun. Den Umzug organisieren, eine neue Einbauküche kaufen und einbauen lassen, noch dazu beinahe täglich mit Kater Samson zum Tierarzt ... Für mich selbst standen außerdem auch regelmäßige Nachuntersuchungen in Düsseldorf an. Dann musste ich auch noch einen Nachmieter für meine alte Wohnung finden, was sich als äußerst schwierig herausstellte. Zu guter Letzt musste ich einen Monat lang doppelte Miete zahlen. Die Wohnung war einfach unattraktiv, an einer lauten Kreuzung, ohne Balkon und mit ungünstig geschnittenen Zimmern.

Schritt für Schritt zurück in die Arbeitswelt

Nach all dem wurde es allerhöchste Zeit, dass ich wieder arbeitete und Geld verdiente. Ich freute mich darauf, hatte aber auch etwas Angst. Was würden die Kolleginnen zu meinen sehr kurzen Haaren sagen? Würden sie mich komisch anschauen? Mitleidig? Mich sofort wieder integrieren, mich mit Arbeit überschütten? Rücksicht nehmen? Zunächst wäre ich in einem Schutzraum. Die Wiedereingliederung wurde von der Krankenkasse bezahlt und ich konnte sie jederzeit abbrechen. Wieder und wieder malte ich mir diese Situation aus. Und dann war es so weit. Einige wenige hießen mich willkommen: »Schön, dass du wieder da bist.«

Die meisten taten jedoch so, als wäre ich nie weg gewesen. Natürlich guckten alle, teilweise erschrocken, auf meine kurzen Haare, kannten sie mich doch nur mit längerem Haar. Von der Institutsleitung und dem Personaloberarzt kam gar kein Willkommen, keine Nachfragen, einfach gar nichts. Rückblickend betrachtet, finde ich das nur beschämend, damals war ich sehr verletzt.

Die Wiedereingliederung fiel mir schwer. Allein dort sitzen und mich konzentrieren zu müssen war so anstrengend, selbst wenn es zunächst nur zwei Stunden am Tag waren. Noch während dieser Phase bekam ich von der leitenden MTA zu hören, dass ich nach dieser Maßnahme doch wieder an den Sonn- und Feiertagsdiensten teilnehmen müsse. Das erschreckte mich: Diese Dienste sind purer Stress, weil sie nur minimal mit Personal besetzt sind. Das konnte ich mir in meinem Zustand nicht vorstellen.

Ich besprach alles mit dem Betriebsarzt, der mich ohnehin sehen wollte. Er war auch der Auffassung, dass man starken Stress erst einmal meiden sollte, da dieser die Rückfallgefahr erhöht. Er brauchte dazu aber ein Schreiben meines Gynäkologen, das ich vorlegen konnte. Daraufhin wurde ich von den Sonn- und Feiertagsdiensten befreit.

So hatte ich zwar erreicht, was ich wollte und brauchte. Ich fragte mich jedoch: Warum musste ich auf diese Mittel zurückgreifen, um mich zu schützen?

Eine besonders große Enttäuschung war für mich die leitende MTA, mit der ich zuvor über viele Jahre gemeinsam in ein und demselben Labor immer gut zusammengearbeitet hatte. Erst jetzt wurde mir klar, wie empathielos sie tatsächlich war. Oder war sie einfach zu ignorant, um nachvollziehen zu können, was eine solche Krankheit und die dazugehörigen Therapien anrichteten? Täglich war ich der Angst vor Metastasen ausgeliefert, hatte heftige Gelenkschmerzen. Nein, es war nicht alles wieder gut, noch lange nicht. Ihr Verhalten wunderte mich auch deshalb, weil ich wusste, dass ihre Schwester wenige Jahre zuvor auch an Brustkrebs erkrankt gewesen war.

Als ich ihr mitteilte, dass ich eine Reha und eine Angleichungsoperation der anderen Brust anstrebte, sprach ihr Gesicht Bände. Auch meine Unterbrechungen der Arbeitszeit für die regelmäßigen Portspülungen genehmigte sie immer nur unter großem Lamentieren. Viel später erfuhr ich, dass besagte leitende MTA auch geäußert hätte, dass ich nach meiner Erkrankung so egoistisch geworden sei. Ich bedauerte lediglich, dass ich das nicht schon viel eher gewesen war.

Daneben tat sich am Arbeitsplatz eine weitere Herausforderung für mich auf: Kurz nach meiner Diagnose waren im Jahr vorher vier junge Kolleginnen eingestellt worden. Eine von ihnen saß nun auf meinem Platz und verteidigte ihn erbittert. Dass ich 20 Jahre älter und erheblich erfahrener war, beeindruckte sie überhaupt nicht. Sie versuchte, mich wie eine neue, unerfahrene Kollegin zu behandeln. Es kostete mich viele Nerven und Kraft, mich durchzusetzen. Kurz und gut: Meine Rückkehr in meinen Beruf war alles andere als angenehm. Und es sollte noch eine Weile dauern, bis ich mich wieder anerkannt und angekommen fühlte.

Da ich noch jede Menge Resturlaub hatte, konnte ich den zumindest für meinen bevorstehenden Umzug nutzen. Doch ich musste zuvor noch mein geliebtes 450-Liter-Diskusaquarium verkaufen, was mir sehr schwer fiel. Es war äußerst mühsam, einen Käufer dafür zu finden. Für einen Spottpreis wechselte es den Besitzer und das tat mir sehr weh. Hatte ich doch meine farbenprächtigen großen Diskusfische sehr liebgewonnen. Doch ein Umzug mit diesem Riesenaquarium war einfach nicht machbar.

Im Vorfeld dieses Vorhabens erwies sich wieder einmal Uwe als Retter in der Not. Der Schachtrainer meiner Jungs fuhr unendlich oft mit gepackten Kisten in die neue Wohnung. Eine Einbauküche war mittlerweile ausgesucht und »auf Pump« gekauft. Nachdem der Umzug, der mich so kurz nach meiner großen Operation unendlich angestrengt hatte, geschafft war, genoss ich unser neues Zuhause. Endlich hatte jedes Kind ein eigenes Zimmer, es gab eine nagelneue moderne Küche und einen schönen sonnigen Balkon, von dem unser Kaninchen Ben als erstes profitierte. Ben bezog dort ein großes Freigehege. Endlich keinen Verkehrslärm mehr und viel frische Luft. Trotz aller körperlicher und finanzieller Strapazen hatte sich dieser Umzug für mich gelohnt. Ich war glücklich.

Mein Umzugsurlaub war dann auch schon wieder vorüber und ich musste wieder arbeiten gehen. Früher hatte ich das immer gern getan, aber das Verhalten meiner Vorgesetzten in den ersten Arbeitstagen hatte mich sehr bedrückt und ich wusste, das Problem würde bestehen bleiben, denn es war absehbar, dass für die Angleichungs-OP und die Reha noch weitere Fehlzeiten nötig werden würden.

Und weiter auf dem holprigen Weg zur Genesung

Bei meiner Krankenkasse hatte ich die Kostenübernahme für die Angleichungs-OP beantragt. Es sollte kein leichter Weg bis dahin werden. Fotos von meinem nackten Oberkörper sollte ich vorlegen, konnte das wahr sein? Die geforderten Bilder habe ich ihnen verweigert mit der Folge, dass ich zum Medizinischen Dienst der Krankenkassen vorgeladen wurde.

An die bald darauffolgende Begutachtung erinnere ich mich noch sehr genau und heute kann ich über diese Aktion lachen, die so ablief: Wieder einmal musste ich mich bis auf die Unterhose ausziehen. Dann untersuchte mich die Krankenkassenärztin, völlig emotionslos, doch geradezu akribisch. Meine Brüste wurden ausführlich mit einem Maßband vermessen, alle möglichen Maße erfasst, Länge, Breite, Höhe, Tiefe. Dazu ein Gewichtsvergleich, den die Ärztin mit den Händen vornahm. Ich stand verschwitzt da und hoffte bibbernd auf ein positives Ergebnis. Wie entwürdigend! Nun bedauerte ich, dass ich die Fotos nicht hingeschickt hatte!

Wie gut, dass sich diese Prozedur dann doch gelohnt hatte. Wenige Tage später bekam ich die ersehnte Zusage der Krankenkasse.

Ungefähr zur selben Zeit beantragte ich meine erste Reha für Anfang 2011. Meine Wunschklinik war natürlich wieder die Parktherme in Badenweiler, wo ich doch schon so wunderbare Wochen verbracht hatte. Die Zusage kam sehr schnell, doch nicht für mein geliebtes Badenweiler, sondern für eine Klinik in Nordrach, in einer abgelegenen Ecke des Schwarzwaldes.

Immerhin gab es einen anderen Höhepunkt, der mich ablenkte: Im Oktober 2010 besuchte ich zum ersten Mal den Brustkrebskongress, der von der Brustkrebspatientinnen-Initiative »Mamazone« jährlich in Augsburg organisiert wird. Der Kongress richtet sich an Betroffene und steht unter dem Motto »Diplompatientin«. Im Rahmen eines mehrtägigen Vortragsprogramms berichten dort renommierte Brustkrebsexperten aus ganz Deutschland über neueste Forschungsergebnisse und Therapiemöglichkeiten.

Dort traf ich mich mit einer Userin aus dem Krebs-Kompass, mit der ich bereits vorher häufig E-Mails ausgetauscht hatte. Wir wohnten im selben kleinen Hotel in Bahnhofsnähe und fuhren morgens immer gemeinsam zum Kongress. Die über uns hereinbrechende Informationsflut in Verbindung mit dem besonderen Flair dieser Veranstaltung überwältigte mich geradezu.

Auf diesem Kongress lernte ich Dr. Werner, einen Molekularbiologen aus Köln, kennen. Zu meiner Überraschung arbeitete er sogar in der Pathologie meines Brustzentrums, welch glückliche Fügung!

Er stellte Forschungsergebnisse zur Zuverlässigkeit von Hormonrezeptorbestimmungen bei triple negativen Tumoren vor. Dr. Werner war zu dem Schluss gelangt, dass ungefähr 30 Prozent dieser Untersuchungen fehlerhaft sind.

Von diesem neuen Wissen war ich sofort wie elektrisiert, denn ich zweifelte nach wie vor an dem ursprünglichen Rezeptorstatus meines Tumors. Ich hing mich sofort an seine Fersen und es gelang mir, bei ihm einen Termin für eine molekularpathologische Untersuchung meines Tumors zu bekommen. Zum Glück wird das Probenmaterial aus Biopsien in der Regel über viele Jahre aufbewahrt. So konnte Dr. Werner Proben meiner früheren Stanzbiopsien und Lymphknotenmetastasen, die in der Pathologie des Brustzentrums Köln aufbewahrt wurden, nochmals testen.

Weitere Themen des Kongresses waren Bisphosphonate, deren Einnahme von allen Experten empfohlen wurde, das Hormon (Vitamin) D3 und das Medikament Aspirin.

Seit meiner Aufbau-OP im April 2010 hatte ich **Aspirin Protect** eingenommen, um das Blut flüssiger zu halten. Das sollte dafür sorgen, dass die zusammengenähten Arterien nicht verstopften. Nun hatte ich auch noch erfahren, dass dieser Wirkstoff offenbar eine vorbeugende Wirkung bezüglich bösartiger Tumore hat, weil er Entzündungen unterdrückt, die als Ursache für jegliche Tumorentstehung gelten.

Während der Tage in Augsburg machte ich mir bei den Vorträgen eifrig Notizen. Dabei hatte ich den Plan, die neuen Informationen im Brustkrebs-Forum zur Verfügung zu stellen. Nach meiner Rückkehr nach Köln eröffnete ich im Forum des Krebs-Kompasses einen neuen Thread: Neuigkeiten aus Augsburg – Brustkrebskongress. Dort stellte ich die gerade gehörten Neuigkeiten allen bereit.

Und ich prüfte gleich alles Mögliche in der Praxis: Motiviert durch die aktuellen Erkenntnisse zum **Vitamin D3** ließ ich den Wert von meinem Hausarzt kontrollieren. Erschrocken erfuhr ich, dass er bei mir mit 16 Nanogramm/Milliliter deutlich zu niedrig lag. Nach den Ausführungen, die Prof. Dr. Spitz auf dem Kongress gemacht hatte, sollte für Tumorpatienten der Vitamin-D3-Spiegel bei mindestens 50 Nanogramm/Milliliter liegen. So nahm ich nun zusätzlich zum meinem Aspirin Protect auch noch Vitamin-D3-Kapseln ein.

Im November 2010 besuchte ich Dr. Werner, den ich kurz vorher in Augsburg kennen gelernt hatte. Er nahm sich sehr viel Zeit, um mir so manchen Zusammenhang detailliert zu erklären. Ein hochinteressantes Zusammensein, bei dem ich das Wissen regelrecht in mich aufsog. Das war der Weg, auf dem ich gegen diese schreckliche Erkrankung ankämpfen wollte: Ich wollte mir weiter und immer mehr Informationen und Wissen beschaffen, um dem Krebs stets einen Schritt voraus zu sein, falls er noch einmal zuschlagen sollte.

Dr. Werner untersuchte mein Tumorgewebe auf Rezeptoren und auch auf **Immunzellen**. Nun bot sich mir auch noch die Möglichkeit, eine Untersuchung auf den **Androgenrezeptor** durchführen zu lassen. Tatsächlich hatte mein Tumor keinerlei Rezeptoren, einfach gar nichts.

Zusätzlich zur Rezeptorbestimmung veranlasste Dr. Werner eine erneute mikroskopische Untersuchung meines Tumorgewebes. Professor Englert, der Leiter der Pathologie des Brustzentrums, zeigte mir meine Probe im Mikroskop und erläuterte, dass es sich keinesfalls um ein lobuläres, vielmehr um ein *duktales* Karzinom handele. Mir erschien dies sehr überzeugend, erklärte dieser Befund nun auch das Fehlen jeglicher Rezeptoren.

Nun war es also eindeutig: Ich hatte einen duktalen triple negativen Tumor gehabt.

Und noch eine Frage konnte geklärt werden. Warum hatte sich in einem weiteren Lymphknoten nach der Chemo noch eine Mikrometastase befunden? Wie konnte das sein, die Chemo hatte doch so gut gewirkt? Professor Englert hatte dazu folgende Erklärung: Ein Tumor setzt sich aus unterschiedlichen entarteten Zellen zusammen. Da sich Tumorzellen ständig teilen, erzeugen sie auch immer neue Mutationen. Die gefundene Mikrometastase wurde mit *Grading* 1 beschrieben, war also wenig entartet. Dicht daneben waren Narbenfelder entdeckt worden. Dort hatte sich offenbar der aggressive G3-Anteil befunden, der durch die Chemo abgetötet worden war. Die Narbenfelder waren der Beweis dafür. Mein Tumor musste also – neben den aggressiven – auch weniger aggressive Zellen entwickelt haben, die einem Grading 1 entsprachen. Diese Zellen werden jedoch von der Chemo nicht angegriffen, weil sie sich zu langsam teilen.

Noch aufschlussreicher war dann der Gewebetest auf Immunzellen. Obwohl ein Marker, der die Streufreudigkeit eines Tumors beschreibt, deutlich erhöht war, waren die sonstigen Parameter ausgesprochen »freundlich«. Es waren nämlich viele *B-Lymphozythen* in den Tumor eingewandert, was als sehr positiv bewertet wird, weil es mit einer guten Prognose einhergeht. Es hatte also eine gute Immunreaktion bei mir stattgefunden. Der Tumor war auch sehr chemo-sensitiv, was ich jedoch schon wusste, weil es ja eine Komplettremission gegeben hatte. Ich hatte nach meinem Treffen mit Dr. Werner das Gefühl, meinen Tumor noch besser zu kennen. Das Puzzle hatte sich zusammengefügt.

Nun war es bereits Anfang Dezember 2010 und ich bekam meine dritte Zometagabe, die wie die zweite ein halbes Jahr vorher auch völlig problemlos verlief.

Zu dieser Zeit arbeitete ich bereits wieder 30 Stunden pro Woche. Dazu kam noch die Betreuung der Kinder, meine Tiere und mein Haushalt, sodass ich oft an meine Belastungsgrenze kam. Es war auch weiterhin so, dass mein Arbeitgeber wenig Rücksicht auf mich nahm, auch nicht, wenn ich Arzttermine wahrnehmen musste. Ich nahm mir also in diesen Fällen oft einen Urlaubstag.

So etwa für meinen Termin für eine *Knochenmarkuntersuchung* (Knochenstanze) in der Uni-Frauenklinik Essen. In unserem Brust-krebsforum hatte ich einen Link auf einen Fernsehbeitrag über die Uni-Frauenklinik Essen entdeckt, in dem es um *schlafende Tumorzellen* ging. Diese Untersuchung wurde den Patientinnen des Brustzentrums Essen in einer Studienphase routinemäßig angeboten. Bereits bei der Haupt-OP wurde dazu unter Vollnarkose eine Knochenmarkprobe aus beiden *Beckenkämmen* entnommen, um diese auf Tumorzellen zu untersuchen. Fanden sich dabei keine, war alles gut, andernfalls mussten die Patientinnen anschließend ein Bisphosphonat (Ostac) einnehmen.

Mein Termin war am 8. November. Und es war wieder einmal Torsten, der mich begleitete. Um es vorweg zu nehmen: Es war grauenhaft, und dies, obwohl die Ärzte sehr einfühlsam und freundlich zu mir waren.

Ich bekam auf beiden Seiten lokale Betäubungsspritzen, die allein schon sehr unangenehm waren. Ich erinnere mich, dass mein Bein dabei unkontrolliert zuckte und ich der Ärztin beinahe ins Gesicht getreten hätte. Dann ging es richtig los. Mit sehr viel Kraft und Schweißperlen auf der Stirn drückten die beiden Ärztinnen dicke Hohlnadeln in meine Beckenkämme, die eine rechts und die andere links. »Simultan«, so nannten sie dieses Vorgehen. Mir wurde vor Panik ganz anders. Auch Torsten wurde bleich und deswegen aus dem Behandlungszimmer geschickt, damit er nicht noch im Behandlungsraum umkippte.

Auf der linken Seite funktionierte die Probenentnahme, rechts hingegen nicht. Vor einem zweiten Versuch rettete mich jedoch mein Kreislauf, der mittlerweile schlapp zu machen drohte. Etwas Knochenmark hatten sie jedenfalls und mir fiel ein Stein vom Herzen, als ich die Folterkammer verlassen durfte.

Wir machten uns auf den Heimweg nach Köln, ich mit dicken Verbänden an den Hüften und Torsten immer noch mit käsigem Gesicht. Ein unvergesslicher Tag.

Während der darauffolgenden Wochen kreisten meine Gedanken natürlich immer wieder um das Ergebnis der Untersuchung. Würden schlafende Tumorzellen gefunden, wäre meine Prognose deutlich schlechter und ich müsste dann über zwei Jahre Ostac einnehmen. Und eine weitere Kontroll-Stanze wäre auch noch nötig. Falls keine schlafenden Tumorzellen festgestellt würden, wäre das zwar keine Garantie für eine ewige Metastasen-Freiheit, jedoch ein gutes und beruhigendes Ergebnis.

Kurz vor Weihnachten lag das Ergebnis vor: Keine schlafenden Tumorzellen. Was für ein schönes Weihnachtsgeschenk! Ich verdrückte wieder einmal ein paar Tränchen. Hatte das Zometa gewirkt?

So ging das Jahr 2010 zu Ende. Ich lebte noch und hatte bis jetzt auch keine Metastasen bekommen. Voller Freude begrüßte ich das Jahr 2011, noch nicht ahnend, dass es Einiges für mich bereithalten würde.

Tina und Sabine treten in mein Leben

Mein erstes Ziel im neuen Jahr war es, die lästigen Chemo- und Frustpfunde loszuwerden. Trennkost sollte es richten, mit der für Faule attraktiven Methode »Schlank im Schlaf«. Morgens aß ich also nur noch Kohlenhydrate in Form von Marmeladenbroten. Meine Mittagsmahlzeit war ganz normal und abends gab es ausschließlich Eiweiß. Das hatte sogar Erfolg, ich nahm tatsächlich jede Woche ein Kilo ab und war sehr zufrieden mit mir.

Außerdem war mir der Tierschutz immer wichtiger geworden. Neben meinen eigenen Vierbeinern hatte ich in dieser Zeit immer noch eine Pflegekatze in meinem Zuhause. Sie kamen immer aus Kreta und alle konnte ich in gute Hände zu vermitteln.

Und mein OP-Marathon ging auch weiter: Am 2. Februar stand die Operation zur Angleichung der gesunden rechten Brust auf dem Plan. Dabei wurde gleich auch noch die Brustwarze meiner rekonstruierten Brust geformt und kleine Korrekturen an meiner Bauchnarbe vorgenommen.

Es drängte mich, möglichst früh aus der Sana-Klinik in Düsseldorf entlassen zu werden, um rasch wieder bei meinen Kindern zu sein. Ich durfte daher schon nach drei Tagen gehen, hatte aber immer noch die Drainageschläuche in der Wunde. Anders als erwartet, kam der **Sekretfluss** auch in den darauffolgenden Tagen nicht zum Stillstand, die Wunde wollte einfach nicht heilen. Die Nachsorge hatte mein Gynäkologe übernommen und so musste ich häufig dorthin zur Punktion der Wundflüssigkeit.

Mittlerweile drängte die Zeit, denn meine Reha in Nordrach, die unmittelbar nach der Operation geplant war, stand vor der Tür. Meine nicht heilende Wunde drohte nun, diesen Plan zu vereiteln. Doch schließlich klappte es: Nach einer letzten Vorstellung in der Sana-Klinik Ende Februar bekam ich endlich grünes Licht für die Reha. Jürgens Mutter, meine Ex-Schwiegermutter, war wie schon vorher für meine Zeit in Badenweiler wieder zur Stelle, um bei den Jungs zu bleiben.

Über das Krebs-Kompass-Forum hatte ich Tina kennengelernt, die ungefähr zur selben Zeit wie ich eine Reha in Nordrach machte. Als ich 2. März dort ankam, empfing mich also Tina mit großer Freude. Sie war genauso, wie ich sie mir vorgestellt hatte: offen, herzlich, ein wenig verrückt, mir sehr ähnlich. Ein echtes Ruhrpottkind. Fortan unternahm ich alles gemeinsam mit meiner Seelenschwester Tina.

Leider gefiel mir die Rehaklinik überhaupt nicht. Bei den Mahlzeiten fiel besonders auf, dass nur recht wenige Patienten im Hause waren. Das hatte spürbare Auswirkungen auf das Verpflegungsangebot, es gab kaum Abwechslung, nur kleine Portionen. Es wurde auch von Kurzarbeit in der Küche gemunkelt. Immerhin hatte ich ein gemütliches Balkonzimmer, das versöhnte mich wieder mit der Situation.

Bei der ärztlichen Untersuchung fiel meine Brust gleich auf, war die Wunde doch immer noch nicht geschlossen. Während der ersten Tage hatte das keine Auswirkungen. Ich trieb viel Sport, nutzte den Fitness-Raum und war beim Nordic-Walking dabei.

Viele Gelegenheiten für sonstige Aktivitäten gab es leider im verschlafenen Nordrach nicht und so kam es, dass Tina und ich unsere Abende oft im Handarbeitsraum verbrachten. Wir hatten uns vorgenommen, beide einen Reha-Erinnerungssteddybären zu nähen.

Das Auf und Ab geht weiter

Leider fielen mir bald meine sportlichen Aktivitäten zunehmend schwerer. Auch mein Puls war unerklärlich erhöht. Rasch wurde die Ursache dafür klar: Meine Wunde hatte sich entzündet und eiterte stark. Dann bekam ich Fieber und Schüttelfrost, hatte überhaupt keinen Appetit mehr und obendrein drohte eine Blutvergiftung.

Es blieb kein anderer Weg: Ich musste die Reha abbrechen. Ich hatte die Wahl, ob ich in die Uni-Klinik nach Freiburg verlegt werden wollte oder zurück in die Sana-Kliniken nach Düsseldorf, wo die Operation stattgefunden hatte. Ich entschied mich für Düsseldorf, denn dort kannte man mich und meine Vorgeschichte. Außerdem war ich damit meinem Zuhause ein gutes Stück näher.

Für eine Zugreise war ich allerdings viel zu schwach, sodass ich mit dem Taxi fahren sollte. Mir ging es schlecht, ich war so unglücklich und mein Teddybär war auch längst noch nicht fertig. Tina versprach mir, ihn für mich fertig zu nähen. Ich erklärte ihr meine Vorstellungen. Das Bärchen sollte ein Mädchen werden, mit langen Wimpern und einem Kussmund.

Schweren Herzens verabschiedete ich mich an meinem letzten Abend von Tina. Um zwei Uhr morgens klingelte mein Wecker, denn die Reise sollte schon um drei Uhr beginnen. Ich wollte noch duschen, doch beim Ausziehen meines Schlafanzug-Oberteils geschah es: Ein großer Schwall Eiter lief an mir herunter.

Ich war schockiert, weinte und war so gelähmt, dass ich nicht darauf kam, Hilfe anzufordern. Irgendwie gelang es mir dann doch noch, mich zu duschen und mich anzuziehen.

Das Taxi hatte schon auf mich gewartet und wir fuhren pünktlich los. Der Fahrer war ausgesprochen freundlich und versuchte, mich mit Small-Talk abzulenken.

Ich ahnte bereits, dass mir wohl eine weitere Operation bevorstand. Als mein Fahrer an einer Raststätte frühstückte, verzichtete ich deshalb schon darauf, um nüchtern zu bleiben und begnügte mich mit einem Becher Kaffee, der wenigstens meinen Kreislauf stabilisieren sollte.

Natürlich hatte ich Torsten vorher informiert und ihn gebeten, mich in Düsseldorf mit frischer Kleidung in Empfang zu nehmen. Treffpunkt sollte der Parkplatz des Krankenhauses sein. Als ich nach endlosen Stunden bei der Klinik ankam, stand er schon da. Wie ich mich freute, ein vertrautes Gesicht zu sehen! Wir tauschten meine Koffer mit Schmutzwäsche gegen ein Sortiment Frischwäsche, das er zuvor bei mir zu Hause geholt hatte. Dann gingen wir auf die Station, wo ich bereits erwartet wurde.

Schnell war ich untersucht und es wurde entschieden, dass ich sofort operiert werden musste. Wie gut, dass ich nüchtern geblieben war, sodass dem nichts im Wege stand. Noch schnell das obligatorische Engelshemdchen und die Thrombosestrümpfe an, und schon war ich im OP. Mir war unglaublich elend dabei, sodass ich überhaupt keine Angst spürte und nur darauf fixiert war, die Ursache für meinen Zustand aus der Welt zu schaffen. Das Letzte, was ich bewusst mitbekam, war, dass mir ein Zugang in der Armbeuge gelegt wurde.

Nach ungefähr einer Stunde war ich wieder wach. Dann erfuhr ich auch gleich von der netten Ärztin, die ich bereits von meiner Aufbau-OP kannte, dass mich eine schwere Infektion erwischt hatte. Nun sei aber alles in Ordnung.

Damit hatte sie recht, denn nun heilte die Wunde schnell und mir ging es jeden Tag besser. Eine Woche lang bekam ich noch ein Antibiotikum über den Tropf und wurde danach entlassen. Wieder einmal: Endlich zu Hause!

Und das Leben ging weiter: Auf der Arbeitsstelle angekommen sah ich das mir schon vertraute, unwillige Gesicht meiner Vorgesetzten, als ich sie darüber informierte, dass ich die abgebrochene Reha später fortsetzen würde...

Ich wurde vom Ärger an der Arbeitsstelle abgelenkt, als ich wenige Tage später mit einem unerwarteten Päckchen überrascht wurde. Es kam von Tina, meiner Reha-Teddy-Freundin aus Nordrach. Darin fand ich ... meinen Teddybären mit langen Wimpern und einem süßen Kussmund! Ich konnte es nicht fassen, Tina hatte ihn tatsächlich fertig gestellt. Vor Rührung weinte ich.

Doch das arme Teddymädchen war völlig nackt und auch noch ungetauft. Das wollte ich sofort ändern und so häkelte ich ein kunterbuntes Trägerröckchen. Getauft habe ich das süße Bärchen auf den Namen Didla, Tinas Nickname im Krebs-Kompass-Forum. Bis heute hat Didla einen Stammplatz auf meinem Bett neben dem Kopfkissen. Immer, wenn ich sie anschaue und mit ihr kuschele, denke ich an Tina.

Kurz nach unserer Reha in Nordrach wurden bei Tina wieder Metastasen festgestellt. Ich war sehr, sehr traurig, als ich davon erfuhr. Sie musste den Kampf erneut aufnehmen.

Bei mir selbst sah es deutlich besser aus: Vom Brustkrebskongress im vergangenen Oktober hatte ich für mich mitgenommen, wie wichtig es für Tumorpatienten ist, Sport zu treiben. Zu Ostern 2011 begann ich dann regelmäßig zu laufen. Doch welch eine Tortur! War doch das Laufen, wie jeder andere Ausdauersport, noch nie etwas für mich gewesen. Aber ich biss mich durch und schon bald lief ich jeden zweiten Tag eine halbe Stunde. Anfangs immer mit Geh-Intervallen, die nach und nach weniger wurden und schließlich ganz wegfielen. In dem großen Köln war es anfänglich nicht einfach, eine geeignete Laufstrecke zu finden. Doch ich wohnte nicht weit vom Rheinufer entfernt und bald nutzte ich den 15-minütigen Gehweg dorthin als Aufwärmphase. Ich genoss es sehr, dass mich anfangs häufig einer meiner Söhne dabei begleitete. So hatte ich mit jedem der beiden Zeit zu zweit. Das gab mir Gelegenheit, nach ihren Sorgen zu fragen und ich konnte ihnen dabei meine ungeteilte Aufmerksamkeit schenken.

Bis heute bin ich dem Laufen treu geblieben. Jeden zweiten Tag verbringe ich eine halbe Stunde auf meinem Laufband, das mich so herrlich unabhängig vom Wetter macht.

Ende Mai 2011 hatte ich meinen zweiten Jahrestag. Nur noch ein Jahr, dann hätte ich die für triple negative Patientinnen so gefährlichen ersten drei Jahre geschafft.

Im Sommer bekam ich meine dritte Zometa-Infusion, die ich wieder einmal problemlos vertrug. Und ich stellte einen Antrag für eine erneute Reha. In einem Telefonat mit meiner Rentenversicherung lernte ich einen äußerst zuvorkommenden Sachbearbeiter kennen. Er fragte mich, wo ich die Reha verbringen wollte. Das konnte ich kaum glauben, war ich doch erst kürzlich nach Nordrach geschickt worden, obwohl ich mir Badenweiler gewünscht hatte. Dieser Mann war so nett! Er versprach mir, dass er persönlich dafür sorgen würde, dass ich nach Badenweiler komme. Schnell hatte ich es schriftlich, ich sollte im November wieder in die wunderbare Parktherme nach Badenweiler fahren. Er hatte Wort gehalten und ich war außer mir vor Freude.

An meinem 45. Geburtstag im Juli 2011 erfuhr ich von meinem Ex-Mann Jürgen etwas, das mich fassungslos machte. Seine Freundin Susanne erwartete ein Kind von ihm – und zeitgleich waren bei ihr Hirnmetastasen diagnostiziert worden, die dringend behandelt werden mussten. Ich war durch diese Nachrichten wie vor den Kopf gestoßen.

Im Jahr zuvor waren bei ihr Knochenmetastasen gefunden worden und nun auch noch das. Die Ärzte hatten Susanne dringend zu einem Abbruch der Schwangerschaft geraten, doch sie und Jürgen hatten sich für das Kind entschieden.

Ich erkannte schnell, welche weitreichenden Folgen das haben könnte: Susanne müsste ihre Therapien unterbrechen. Sie hatte einen stark hormonabhängigen Tumor und ich fragte mich, wie sich der schwangerschaftsbedingte Hormonschub auf ihre Erkrankung auswirken würde.

Aber auch für mich und die Kinder waren damit Veränderungen absehbar. Jürgen plante, nach der Geburt des Kindes in Elternzeit zu gehen. Dadurch würde er nur noch einen Bruchteil seines jetzigen Einkommens bekommen. Nicht einmal den gesetzlichen Mindestunterhalt würde er künftig für meine Jungs aufbringen können. Das beschäftigte mich nun wochenlang und setzte mir zu. War ich doch gerade in die neue Vier-Zimmer-Wohnung gezogen, in der beide ein eigenes Zimmer hatten. Sie sollten sich doch ungestört auf das näher rückende Abitur vorbereiten können. Mein Verdienst als MTA in Teilzeit hätte bei Weitem nicht ausgereicht, um uns drei über die Runden zu bringen.

Je mehr Zeit verging, umso weiter rückten diese Sorgen für mich dann aber doch in den Hintergrund. Susannes Hirnmetastasen wurden bald erfolgreich operiert und sie war sehr glücklich über ihre späte Schwangerschaft. Sie war immerhin auch schon Mitte 40.

Wie ich Sabine kennenlernte

Im Oktober 2011 fuhr ich wieder einmal zum Brustkrebskongress nach Augsburg. Dieses Mal hatte sich eine Gruppe von acht Frauen aus dem Krebs-Kompass-Forum verabredet. Alle wohnten wir im selben Hotel, fuhren morgens gemeinsam zum Kongress und abends zusammen zurück. Abermals hörte ich besonders aufmerksam zu und schrieb viel mit. Wollte ich doch wieder die neuesten Informationen für alle ins Forum einstellen. Das tat ich auch gleich, nachdem ich wieder zu Hause angekommen war.

Wir acht verlebten eine tolle Zeit miteinander, ein ganz besonderes und vertrautes Gruppengefühl hatte uns erfasst. Der Abschied voneinander fiel uns dann auch sehr schwer.

Zufällig erfuhr ich in diesen Tagen von einer Spendenaktion der ING-DiBa-Bank. Diese wollte an die einhundert gemeinnützigen Vereine, welche die meisten Unterstützerstimmen zusammenbrachten, jeweils 1.000 Euro spenden.

So eröffnete ich im Krebs-Kompass-Forum einen neuen Thread zu diesem Thema und ermunterte die anderen, bei der Aktion mitzumachen. Man konnte mit seiner E-Mail-Adresse für seinen Verein abstimmen. Viele aus dem Forum beteiligten sich, sodass schon etliche Stimmen zusammengekommen waren. Eines Tages schrieb mich Sabine im Forum an, wir hatten vorher noch keinen direkten Kontakt miteinander gehabt. Sie schlug mir vor, dass wir uns gemeinsam auf Stimmenfang für den Krebs-Kompass begeben könnten. Diesem Vorschlag stimmte ich gern zu, wurde es doch immer schwieriger, neue Stimmen zu erhalten. Andere Vereine zogen gerade gnadenlos an uns vorbei.

Sabine und ich legten uns ins Zeug und akquirierten ohne Unterlass neue Stimmen. Und unser gesamtes Forum fieberte mit! Diesen Zusammenhalt, solche Solidarität, habe ich dort seitdem nie wieder erlebt. Und schließlich hatten wir es geschafft! Unser Krebs-Kompass war unter den ersten hundert Vereinen und bekam die 1.000 Euro! Mit dieser Aktion war der Grundstein für meine Beziehung zu Sabine gelegt.

Dann war auch schon wieder November und meine ersehnte weitere Reha in Badenweiler begann. Es war eine schöne Zeit, wenn auch längst nicht so erfüllend, wie es bei meinem ersten Aufenthalt hier gewesen war. Ich nutzte die Zeit und trieb viel Sport. Und dann bekam ich völlig unerwartet Post von Sabine: ein Päckchen mit einem silbernen Schutzengel als Anhänger für meinen Schlüsselbund.

Anfang Dezember 2011 wurde der kleine Felix geboren, Jürgens und Susannes Sohn – der Halbbruder meiner Kinder. Er wurde per Kaiserschnitt auf die Welt geholt, vier Wochen vor dem errechneten Geburtstermin, weil es für Susanne höchste Zeit für den Beginn ihrer Chemotherapie war. Felix war völlig gesund, entsprechend groß war die Freude seiner Eltern. Ich freute mich mit ihnen, hatte sogar kleine Schühchen und Mützchen für ihn gehäkelt.

Gleichzeitig begann damit unsere vorher abzusehende finanzielle Misere. Jürgen ging nicht mehr arbeiten und kümmerte sich um Felix. Dadurch verringerten sich seine Unterhaltszahlungen an mich und die Kinder um einige hundert Euro im Monat. Die Wohnung wollte ich aber nicht schon wieder wechseln. Ich war in den zurückliegenden Jahren so oft umgezogen und wir hatten uns gerade in unserer neuen Bleibe so gut eingelebt. Mein Versuch, Wohngeld zu bekommen, lief leider ins Leere. Dafür hätte ich erst einmal eine viel kleinere Wohnung und diese dann auch noch in einem preiswerteren und damit problematischen Stadtteil beziehen müssen. Dazu war ich nicht bereit.

Kürzer zu treten, war die einzige Lösung. Das bedeutete jedoch auch, dass nun kein Geld mehr für den Tierschutz übrigblieb. Doch auch diese schwierige Zeit konnten wir meistern. Wenn es ganz eng wurde, steckte uns Jürgen immer mal etwas Geld zu. Soweit ich wusste, lebte er zu dieser Zeit überwiegend von seinen Ersparnissen, anders wäre das auch nicht gegangen. Susanne bekam in dieser Zeit ihre Chemo und konnte die Krankheit erst einmal zurückdrängen.

Und dann begann das Jahr 2012 – für mich ein sehr schicksalsträchtiges Jahr. Gleich im Januar fand ein Ärztekongress zum Thema Brustkrebs in Köln statt. Als Mitarbeiterin der Uniklinik Köln konnte ich daran teilnehmen und durfte drei Begleitpersonen mitbringen. Ich beschloss, den Kongress mit Sabine und zwei weiteren Frauen aus dem Krebs-Kompass-Forum zu besuchen. Da Sabine aus Hannover anreisen musste, bot ich ihr an, bei mir zu Hause zu übernachten. Sie nahm meinen Vorschlag dankbar an und so räumte mein Jüngster kurzerhand für einige Tage sein Zimmer und zog bei seinem Bruder ein. Sabine sollte einen Raum für sich allein haben.

Kurz bevor sie ihre Fahrt zu mir antrat, hatte sie sehr überraschend eine niederschmetternde Diagnose erhalten. Sie hatte Knochenmetastasen im Brustbein. Bis dahin hatte Sabine nur wenig über ihren Tumor gesprochen, doch nun war es für mich an der Zeit, nachzuhaken. Ich erfuhr, dass sie einen sehr großen, stark hormonpositiven Tumor hatte und dass dazu auch noch viele Lymphknoten befallen waren. Sie hatte gerade eine dosisdichte Chemotherapie überstanden. Ich war über die Metastasen erstaunt, denn nach meinem Wissen erzielte solch eine harte Chemo bei Frauen mit fortgeschrittenen Tumoren sehr gute Erfolge. Bei Sabine hatten sich leider dennoch Knochenmetastasen entwickelt. Zu meinem Erstaunen war sie sehr gefasst, beinahe als hätte sie damit gerechnet. Mir tat es so leid für sie.

Ich holte sie vom Zug ab und gab mir große Mühe, es ihr so gemütlich wie möglich zu machen. Obwohl wir uns bereits regelmäßig über E-Mail und auch telefonisch ausgetauscht hatten, fremdelten wir anfangs ein wenig miteinander. Am Abend besuchten wir meinen Lieblingsgriechen um die Ecke. Wir hatten uns so viel zu erzählen, das brachte uns einander sehr schnell näher, das Eis war gebrochen.

Am nächsten Tag fuhren wir mit der Straßenbahn ins Veranstaltungshotel, wo wir die anderen beiden Mädels trafen. Wir hörten viele Fachvorträge auf hohem Niveau. Ein rundherum schöner Tag, mit mächtig viel Input und einem opulenten, kostenlosen Mittagessen. Als Sabine sich abends von mir verabschiedete, lud sie mich ein, sie im Sommer in Neustadt am Rübenberge zu besuchen. Freudig nahm ich ihre Einladung an.

In den folgenden Monaten sollten wir häufig miteinander telefonieren und einander regelmäßig E-Mails schreiben. Dabei erfuhr ich, dass sich bei ihr auch noch Lebermetastasen gebildet hatten. Sie waren zufällig entdeckt worden, als man die CT-Aufnahmen des Brustbeins auswertete. Das hatte zur Folge, dass sie wieder eine Chemo bekam, anfänglich mit **Xeloda-Tabletten.** Und wieder tat sie mir so leid.

Sehnsucht nach Liebe ...

Im Februar 2012 stand wieder der Ramada-Cup an, ein Amateur-Schachturnier, das jährlich zur Karnevalszeit in Brühl bei Köln statt. Wie auch schon in den Jahren zuvor, nahmen meine Jungs begeistert daran teil. Sie waren äußerst erfolgreich, beide wurden in ihren Leistungsgruppen Sieger und Vizemeister. Ich war so stolz auf meine Kinder! Als Bestplatzierte ihrer Gruppen gab es für sie damit jeweils einen Gutschein für ein Ramada-Hotel in einer deutschen Stadt, in unserem Fall für eines in Magdeburg.

Wieder einmal wurde mir bewusst, wie viel die beiden auch mittrugen. Man merkte ihnen nicht an, dass ich mit solch einer schweren Krankheit zu kämpfen hatte und so oft wegen der Operationen, Behandlungen und Reha-Aufenthalte von zu Hause weg gewesen war. Es lief also immerhin mit den Kindern alles problemlos – nur ich war einsam, mein Selbstwertgefühl war so geschrumpft und ich fragte mich oft, welche Chancen auf eine Liebesbeziehung ich überhaupt noch hatte.

Nun sah ich mich nicht nur als alleinerziehende Mutter, nein, ich hatte auch noch viele Narben an meinem Körper, ganz zu schweigen von meiner Seele. Dazu haftete mir auch noch das Stigma »Krebs« an. Wie weit entfernt fühlte ich mich von der makellosen Traumfrau, die ich so gern gewesen wäre!

Und doch war sie da, die Sehnsucht nach einem Partner. Ob ich mich einem neuen Partner überhaupt öffnen könnte? Was sollte ich erklären? Auf welche Weise? Geht so etwas überhaupt? So viele Fragen und nirgends eine Anleitung!

Ich wollte immer noch den Richtigen finden. Anfang 2012 versuchte ich also wieder einmal mein Glück. Dieses Mal wollte ich Online-Datingportale nutzen. Wie viele andere hatte auch ich die Vorstellung, mit wenigen Mausklicks unter Tausenden aus dem Katalog genau den richtigen Partner für den Rest meines Lebens zu finden.

Voller Optimismus begab ich mich in diesen Teil der Internetwelt, registrierte mich bei diversen Portalen – und stöberte drauf los. Hunderte Supermänner, die zu meinen Suchkriterien passen würden, waren tatsächlich auf die Schnelle gefunden und erschienen auf meinem Monitor in langen Listen, mit tollen Bildern und ausführlichen Beschreibungen ihrer besten Seiten. Was für eine Qual der Wahl! Nach einigem Abwägen schrieb ich Nachrichten an meine Favoriten.

Die ersehnten Antworten ließen meist nicht lange auf sich warten und mir eröffneten sich bis dahin Einblicke in die Männerwelt, die mir meine – immer noch zu kurzen – Haare zu Berge stehen ließen. Was es alles gab!

Wirklich sympathische Antworten waren manchmal auch dabei, doch ich hatte wohl mit sicherem Händchen Selbstdarsteller, Legastheniker, Katzenallergiker und Körbchengrößen-Fetischisten ausgewählt, was sich manchmal erst später herausstellte.

An ein besonders ernüchterndes Date erinnere ich mich besonders gern, denn es hätte aus einer Comedy-Show stammen können.

Nach ein paar vielversprechenden Telefonaten hatte ich eine Verabredung mit Klaus, der sich als »schlank und sportlich« beschrieben hatte. In einem Café wollten wir uns zum Kennenlernen treffen. Ich war schon da, als er hereinkam.

Als er dann seine Jacke auszog, kam darunter ein Hemd zum Vorschein, das zum Zerreißen gespannt war. Während er sich setzte, wartete ich nur darauf, dass es auseinanderplatzte. Klaus wog bestimmt 30 Kilo mehr, als er angeben hatte. Deutlich kleiner als versprochen war er auch noch. Von wegen schlank und sportlich! Im Laufe unseres Gesprächs erklärte er mir, dass Urlaub für ihn ein No-Go wäre. Damit stand für mich wieder einmal fest: Alles vertane Zeit und Mühe. Unter dem Vorwand, dass meine Kinder auf mich warteten, flüchtete ich schon vor Ablauf der »Anstandsstunde« ... Nein, da blieb ich doch lieber allein! Das Thema Dating-Portale war damit jedenfalls für mich erledigt.

Seit einiger Zeit hatten Sabine und ich regen Kontakt miteinander und wir waren uns auch schon so vertraut geworden, dass ich ihr von meinen Erlebnissen bei der Männersuche erzählte. Wir hatten gemeinsam wirklich viel Spaß an meinen Berichten, die so unglaublich schräg waren und uns beide zum Brüllen brachten. So kam es, dass die Geschichte von der »Presswurst« bald auf dem ersten Platz unserer Hitliste landete. Sabine selbst war verheiratet, hatte also aus dieser Sparte nichts an aktuellen Verwicklungen zu berichten, lachte aber gemeinsam mit mir herzlich über meine abenteuerlichen Dates.

... und andere Pläne

Viel mehr als die Suche nach dem Traummann beschäftigten mich schließlich aber andere Themen: Ich hatte einige Zeit zuvor eine Rundmail bekommen, aus der ich erfahren hatte, dass ein aufwändiges Tierschutzprojekt in der türkischen Stadt Antalya aufgebaut wurde. Ein neues Tierheim sollte dort entstehen und es wurden Spender für alles Mögliche gesucht, was dazu erforderlich war. Für den Transport war auch schon gesorgt, denn eine liebe

Tierfreundin hatte die Frachtkosten für den benötigten Container übernommen.

Das war genau das Richtige für mich und ich machte begeistert mit. Mir gelang es, von meinem Institut ausgemusterte Möbel und Kunststofftonnen zu bekommen. Unser Hausmeister, ein Türke mit großem Tierschutzherz, unterstützte mich tatkräftig und bald konnte ich die Ladung eines Kleintransporters mit nützlichen Dingen beisteuern.

Sabine hatte von der Aktion erfahren und schickte mir per Post 100 Euro. Ihre Putzhilfe sei mehrmals ausgefallen, wie sie mir erklärte, und sie wollte das eingesparte Geld gern spenden. Wie ich mich darüber freute! Konnten so doch zusätzlich zehn große Säcke mit Hundefutter auf die Reise gehen. Dazu kamen etliche Futterspenden aus einem großen Zoofachgeschäft. Wir waren so glücklich, dieses großartige Vorhaben unterstützen zu können!

Kurz danach verspürte ich wieder einmal Lust auf Urlaub und fragte Torsten, ob er im kommenden Sommer mit mir verreisen wolle. Hatte er. Wir buchten eine Woche Teneriffa für Anfang Juni. Ich freute mich sehr darauf, war ich doch seit drei Jahren nicht mehr in den Ferien gewesen.

Mir war nach wie vor wichtig, dass ich weiterhin meine Fitness aufbaute. Im Urlaubshotel auf Teneriffa sollte es deshalb unbedingt einen Fitnessraum geben. Unmittelbar nach dem Urlaub würde der »Race for the Cure« in Köln stattfinden, für den ich mich angemeldet hatte. Ein Laufwettbewerb mit Tausenden von Teilnehmern, Erkrankte und auch Gesunde, die eine Strecke von fünf Kilometern laufen. Dafür wollte ich ausreichend fit und trainiert sein.

Doch an erster Stelle stand erst einmal ein für mich sehr besonderer Jahrestag. Am 28. Mai 2012 hatte ich meinen Brustkrebs um drei Jahre überlebt. Sehr langsam keimte in mir die Hoffnung auf, dass ich mich dem rettenden Ufer näherte. Schon seit längerem gab es die Idee, meine Geschichte anderen Betroffenen zu erzählen. Und so fiel der Entschluss, genau an diesem besonderen Tag einen neuen Thread im Krebs-Kompass zu starten. Ich schrieb also unter dem Titel »Der Mutmachthread« meinen ersten Beitrag. Mit Sabine hatte ich vorher über meinen Entwurf diskutiert. Ihr gefiel mein Vorhaben und sie ermutigte mich, diesen Schritt zu tun.

Mein Thread fand sofort großen Anklang. So viele Frauen begannen, dort ihre Mutmach-Geschichten niederzuschreiben. Ich bin überzeugt, dass unzählige Leserinnen und Leser dadurch neue Zuversicht geschöpft haben. Auf diese Erfolgsstory bin ich ein bisschen stolz.

Und dann war es endlich soweit, ich flog mit Torsten nach Teneriffa. Ich genoss die Sonne und das atlantische Traumwetter, während es zu Hause kühl und regnerisch war. Vor allem übte ich fleißig für den bevorstehenden Race-for-the-Cure-Lauf, denn die geforderten fünf Kilometer wollte ich ohne Probleme schaffen. Also lief ich jeden zweiten Tag diese Strecke auf dem Laufband im klimatisierten Fitnessraum unseres Hotels.

Nach einer erholsamen Urlaubswoche ging es zurück nach Hause. Ich hatte uns natürlich vorher schon als Flugpaten angemeldet und wir hatten etliche Anfragen von Tierschutzorganisationen bekommen, die uns baten, Hunde und Katzen mitzunehmen. Das führte dazu, dass wir auf unserem Rückflug von vier Hunden und einem entzückenden Siamkater begleitet wurden. Wie glücklich wir waren, nach der Landung alle Tiere wohlbehalten ihren neuen Besitzern zu übergeben!

Wenige Tage später startete ich beim Race-for-the-Cure: Es ging los bei bestem Wetter – richtig temperiert und trocken. Unmengen von Läufern und Besuchern waren gekommen, um dieses Event mitzuerleben. Was für ein Menschenauflauf! Dazu Live-Musik von einer großen Bühne, viele Presse- und Medienvertreter. Ich hatte Torsten als meinen persönlichen Coach an der Seite und war mit ein paar Mädels aus dem Brustkrebsforum verabredet, die auch mitlaufen wollten.

Alle Brustkrebs-Läuferinnen bekamen pinkfarbene T-Shirts und Baseballkappen als Erkennungszeichen. Beide Teile habe ich heute noch. Nachdem wir unsere »Uniformen« angezogen hatten, gingen wir gemeinsam zur 2,5-Kilometer-Strecke rund um den Tanzbrunnen, ein großes Veranstaltungsgelände, das direkt am rechten Rheinufer in Köln liegt. Zweimal wollten wir es umrunden und damit die Gesamtdistanz von 5 Kilometer schaffen.

Meine erste Runde überstand ich trotz hohem Tempo recht gut, doch danach wurde es zunehmend härter. Gab es doch viele gut trainierte Kinder und Jugendliche, die ordentlich Geschwindigkeit vorlegten und so manchen mitzogen. Mein Ehrgeiz wurde geweckt und ich lief flott hinterher, schließlich wollte ich ja nicht als letzte ankommen. Jetzt zahlte sich mein Laufbandtraining auf Teneriffa aus. Es gelang mir dann auch, als eine der ersten im »Pink-Shirt« durchs Ziel zu kommen. Während des Endspurts erlebte ich etwas Besonderes, das ich auch heute noch als sehr anrührend und ermutigend betrachte. Eine Mitläuferin, die offensichtlich nicht an Krebs erkrankt war (sie trug keine pinkfarbene Laufkleidung), ergriff kurz vor dem Ziel meine Hand und so rannten wir gemeinsam über die Ziellinie. Ich war so stolz, dass ich nicht nur die Strecke geschafft, sondern auch noch eine gute Zeit gelaufen war. Auch heute noch erinnere ich mich gern an diesen großartigen Wettbewerb und die heitere und optimistische Stimmung dort.

Meine erste Reise nach Neustadt

Zwei Wochen später, kurz nach meinem 46. Geburtstag, stieg ich in den Zug Richtung Neustadt, um Sabine zu besuchen. Sie bekam zu dieser Zeit eine Tablettenchemo, die wenig Nebenwirkungen hatte und auch gut anschlug. Sabine war daher gut drauf und aus den vorausgegangenen Telefonaten und E-Mails wusste ich, wie sehr sie sich auf mich freute. Gepackt hatte ich für einen Sommer-urlaub, Sabine meinte später: »wie für Malle«. Wie sich das noch rächen sollte!

In Neustadt am Rübenberge erwartete mich Sabine schon auf dem Bahnsteig. Während wir uns vorher in Köln anfangs noch vorsichtig beschnuppert hatten, fielen wir uns jetzt freudig in die Arme. Mit dem Auto ging es weiter zu ihr nach Hause. Sie hatte mir schon viel davon erzählt. Ich wusste deshalb, dass sie sehr ländlich wohnte, zwei Katzen besaß und eine ihrer Freundinnen einen Wickelbären pflegte. Auf all das war ich sehr gespannt. Bei ihr zu Hause ange-kommen, sah ich mein Zimmer, das Haus – und nach dem ausgiebi-gen Frühstück noch das dazugehörige Grundstück. Alles erschien mir riesig und weitläufig. Natur und ländliche Abgeschiedenheit, wohin ich auch blickte.

Sabine sprühte vor Energie und hatte offensichtlich schon einiges für die nächsten Tage geplant. Doch an diesem Nachmittag mach-ten wir es uns erst einmal mit Kaffee und Kuchen in einer Sitzecke im Hof zwischen vielen Kübelpflanzen gemütlich, die Katzen Mimi und Paule schlossen sich an. Sabines Mann Thomas kam von seiner Arbeit nach Hause und gesellte sich zu uns. Mir fiel vor allem auf, dass er riesengroß war, sicher über 1,90 Meter – und sehr sympa-thisch. Bald hatten wir vom Kaffee zum Sekt gewechselt. Wir rede-ten und redeten, die Runde ging nahtlos ins Abendessen über, ohne dass uns die Gesprächsthemen ausgingen ... Erst spät am Abend lag ich in meinem Gästebett, umgeben von Stille und Dunkelheit. Welch ein Gegensatz zu meinem eigenen Leben in der Großstadt.

Sabine hatte viel geplant: Zuerst einen Besuch im Hannoveraner Zoo und danach einen »Mädelsabend«. Sie hatte drei befreundete Frauen aus dem Ort eingeladen und zu fünft machten wir uns über eine gewaltige Pfanne mit Gambas in Knoblauchbutter, reichlich Salat und Wein her. Wir redeten und lachten viel. Ihren Thomas hatte Sabine für diesen Abend in die Verbannung zu seinen Kollegen geschickt und so kam er erst viel später dazu.

Für den nächsten Tag hatte Sabine sich in den Kopf gesetzt, dass Thomas mit mir eine Fahrt in seinem Cabrio-Oldtimer unternahm. Die beiden Tage vorher waren so wunderbar gewesen, doch dieser Plan war mir gar nicht recht! Das Wetter war kalt und unbeständig, warme Kleidung hatte ich nicht dabei – und ich interessierte mich gar nicht für Autos. Das zählte für Sabine jedoch nicht. Aus irgendeinem Grund hatte sie sich die Rundfahrt in den Kopf gesetzt. Ich wurde mit einer ihrer Lederjacken und einem farbenfrohen Kopftuch ausstaffiert. Wie gut, dass ich wenigstens meine Sonnenbrille dabeihatte. Ich fand mein Outfit grauenvoll und tröstete mich damit, dass mich hier wenigstens niemand kannte. Kaum war Thomas von der Arbeit zurück, wurden wir beide von Sabine ins Auto getrieben.

Und so fuhren wir los. Bei einer alten Mühle machten wir nach einer Stunde Rast. Wir schauten beide auf das mächtige Mühlrad, als Thomas mich plötzlich völlig unvermittelt fragte, wie ich Sabines Überlebenschancen einschätze. Mir wurde heiß und kalt – was sollte ich darauf sagen? Die Wahrheit? Ich versuchte auszuweichen, erklärte ihm die positiven Eigenschaften ihres Tumors, nämlich die Hormonrezeptoren ... Doch als ich seinen Blick sah, entschied ich mich für die Wahrheit. Die Statistiken sagen zu Lebermetastasen nichts Gutes. Dennoch war ich überzeugt, dass Sabine noch eine gewisse Lebenserwartung hatte. Sie selbst dachte ähnlich, denn sie hatte mir von ihrem Wunsch »noch drei gute Jahre« erzählt. Das hielt ich für realistisch und sagte das auch Thomas so. Er hatte Tränen in den Augen.

Wir brachen schließlich wieder auf und fuhren noch eine ganze Weile durch die Gegend, sprachen über viele Themen, auch über unsere Lebensgeschichten. Immer stärker entstand bei mir das Gefühl, als ob wir uns schon ewig kannten. Hatte ich Thomas bisher lediglich als Sabines Mann wahrgenommen, interessierte mich nun der Mensch Thomas an sich. Und, ja: Ich sah jetzt auch erstmals den Mann Thomas. Das gestand ich mir aber lieber nicht ein.

Wie lange wir inzwischen schon unterwegs waren, wurde uns bewusst, als mein Handy klingelte. Sabine wollte wissen, wo wir blieben, sie hätte das Abendessen bald fertig. Wir hätten noch stundenlang weiterreden können, doch nun fuhren wir rasch zurück. Schon auf der Rückfahrt spürte ich, dass die anfängliche Ungezwungenheit zwischen Thomas und mir verschwunden war. Ich fühlte tatsächlich mehr für ihn, als ich wahrhaben wollte.

Nach dem Abendessen ging ich nach draußen, um die Katzen zu füttern. Inzwischen hatte es geregnet. An einigen Stellen war der Weg schmierig und glitschig geworden. Prompt rutschte ich schwungvoll aus und setzte mich in eine tiefe Pfütze. So ein Mist! Das war die einzige Jeans, die ich mitgenommen hatte. Mein Koffer konnte mir nur noch einen kurzen Rock, eine Shorts und einen Bikini bieten, eben meine »Malle-Ausrüstung«, die für diese feuchtkalte Juliwoche so furchtbar unzweckmäßig war.

Sabine steckte meine verdreckte Hose in die Waschmaschine, anschließend brachte Thomas sie in den warmen Kesselraum zum Trocknen. Am späten Abend schickte Sabine uns gemeinsam dorthin, um meine Jeans zu holen. Wieder redeten wir. Er erzählte mir, wie dankbar er war, weil ich Sabine durch meine Anwesenheit sehr helfen würde und letztendlich auch ihm ... Ich sah ihm in die Augen und die Situation verwirrte mich komplett. Nein! Das durfte alles nicht sein.

Den darauffolgenden Tag, einen Donnerstag, verbrachten Sabine und ich in Hannover. Wir besichtigten das historische Rathaus, fuhren mit dem schrägen Aufzug zur Aussichtskuppel, machten eine Schiffsrundfahrt auf dem Maschsee ... Sabine sprühte nur so vor Energie und Lebenslust.

Am Freitag stand meine Heimreise an. Ich war so zwiegespalten, einerseits brauchte ich Abstand, um meine nach wie vor chaotischen Gefühle zu sortieren, andererseits wäre ich gern noch geblieben. Aber da waren ja auch noch meine Kinder, die zu Hause auf mich warteten.

Sabine und Thomas brachten mich zum Bahnhof nach Neustadt. Wir waren zu spät losgefahren und ich erreichte meinen Zug mit Mühe und Not. Unterwegs zum Bahnhof erwähnte Sabine noch, dass Thomas im Winter beruflich in Köln zu tun hätte. Dann könnte er mich doch besuchen ...

Auf der Bahnfahrt nach Köln versuchte ich meine Gefühle zu ordnen. Es gelang mir nicht, Zu Hause konnte ich nichts essen, meine Gedanken schweiften ständig umher. Hatte ich mich in den Mann meiner Freundin verliebt? Das durfte einfach nicht sein. Ich beschloss, das nicht zuzulassen.

Doch meine Gedanken wirbelten weiter: Thomas und ich hatten unsere E-Mailadressen ausgetauscht. Würde er mir schreiben? Was wäre, wenn nicht? Wenige Tage später hatte ich eine Nachricht von ihm, was mich noch mehr aufwühlte, denn nun hatte ich noch eine Mail, die auszudeuten war ... und die ich eigentlich doch ignorieren wollte. Ich schrieb ihm zurück, bemüht, ganz freundschaftlich zu klingen. Doch mein Herz war anderer Meinung.

Im Chaos der Gefühle

Neben all dem lief natürlich auch mein Kölner Leben gewohnt anspruchsvoll weiter. Ende Juli kündigte sich Tina für einen Besuch an. Ich freute mich riesig darauf. Als ich sie am Bahnhof abholte, erschrak ich: Wie schmal sie geworden war! Und dazu ihre superkurzen Haare. Doch wir waren sofort wieder auf einer Wellenlänge. Bei einem leckeren Kaffee in der Nachmittagssonne lästerten und alberten wir herum. Dann brachen wir zu einer Shoppingtour durch die Hohe Straße auf und fuhren schließlich mit Tüten bepackt in bester Laune zu mir nach Hause. Während ich italienisch kochte, spielte Tina mit meinen Katzen. Wir hatten uns so viel zu erzählen und fühlten uns so wohl miteinander.

Bei herrlichem Sonnenschein besuchten wir am nächsten Tag die Kölner Flora, den botanischen Garten. Dabei machte ich viele Fotos von Tina. Wegen ihrer Lebermetastasen musste sie durchgehend ihre Chemo-Medikamente nehmen. Und dennoch strahlte sie eine ungeheure Lebensfreude aus.

Ihr Besuch lenkte mich immerhin von meinen Gefühlen für Thomas ab. Bis ich ihrem Zug am Tag ihrer Abreise nachwinkte – dann war ich mit meinen widerstreitenden Gefühlen wieder allein.

Thomas und ich schrieben uns inzwischen häufig E-Mails. So erfuhr ich, dass er für den Sommer eine einwöchige Motorradreise durch Deutschland plante. Dabei hatte er auch das Rheinland auf seiner

Route. Er hatte das mit Sabine besprochen, die ihn ermuntert hatte, mich dabei zu besuchen.

Sollte ich mich freuen? Oder würde das alles nur weiter verkomplizieren? Mit meinen ambivalenten Gefühlen fühlte ich mich so allein. Ich musste einfach mit jemandem darüber reden. In Andrea, meiner langjährigen Kollegin, fand ich dann den Menschen, dem ich mich anvertrauen konnte. Sie war eine gute Zuhörerin, die mir wertvolle Ratschläge geben konnte. Ich erzählte ihr die Geschichte, so wie sie war. Ich schilderte ihr meine Gefühle für Thomas, meinen inneren Konflikt, weil er Sabines Mann war, mein schlechtes Gewissen ... Sie hatte Verständnis für die Situation, hörte zu, beruhigte mich. Schließlich schöpfte ich Hoffnung: Vielleicht schaffte ich es ja tatsächlich, gelassener damit umzugehen, mich nicht weiter in das Chaos hineinzusteigern und einfach erst einmal bei mir und meinem Kölner Leben zu bleiben. Wieso sollte ich Thomas nicht erst einmal besser kennen lernen, das war ja nicht schlimm?

Und dann war es soweit, Thomas kam nach Köln. Ich freute mich sehr auf ihn, fragte mich jedoch zugleich, wohin das führen sollte. Thomas hatte sich ein Hotelzimmer organisiert und blieb von Freitag bis Sonntag. Wieder hatten wir uns so viel zu erzählen. Wir gingen gemeinsam joggen und bummeln, saßen abends im Biergarten. Es waren wunderbare Tage. Und auch wenn nichts geschehen war, wofür wir uns schämen mussten, war mir danach klar, dass meine Gefühle für Thomas alles andere als freundschaftlich waren. Und ich hatte deutlich gespürt: seine für mich ebenso wenig.

Während dieser Tage begann für Sabine eine neue Chemo, da ihre Tablettenchemo nicht mehr ausreichend wirkte. Die neue Behandlung setzte ihr sehr zu, auch ihre Haare fielen wieder aus. In dieser Situation hatte Sabine den Wunsch, zusätzlich zu ihren beiden Katzen noch zwei Kätzchen aus dem Tierschutz zu adoptieren. Dabei konnte ich helfen, indem ich einen Kontakt zu den »Kretapfötchen« herstellte, eine engagierte Organisation, für die ich in der Vergangenheit schon öfter Pflegekatzen aufgenommen hatte. Sabines Wahl fiel auf zwei süße Kätzchen und sie holte die beiden wenige Wochen später am Flughafen Hamburg ab, wohin zwei nette Flugpaten sie gebracht hatten.

Etwa zehn Jahre zuvor waren Thomas und Sabine ganz überraschend zu ihren ersten Katzen, Paule und Mimi, gekommen. Die beiden waren ihnen in einem Karton vor das gerade erst bezogene Haus gestellt worden. Paule und Mimi wurden zu echten Freigängern, die nur selten ins Haus kamen. Die neuen Katzenmädchen wurden auf die Namen Pitschi und Luzi getauft und sollten geschützt im Haus aufwachsen. Sabine hatte nun entzückende Gesellschaft. Oft konnte sie über die tollpatschigen Streiche der beiden Zwerge schmunzeln. Die beiden schenkten Sabine viele schöne Momente.

Und bei mir ging es weiter: Als nächstes stand mir der letzte Schritt meines Brustaufbaus bevor. Die Rekonstruktion meiner Brustwarze sollte durch eine Tätowierung ihren Abschluss finden. Die musste jedoch ein Arzt oder eine Ärztin in einer Klinik durchführen, nur dann wurden die Kosten von der Krankenkasse übernommen. Ein Besuch im Tattoo-Studio wäre mir natürlich lieber gewesen, aber das ging halt nicht. Am Ende einer langen Suche hatte ich herausgefunden, dass die Essener Frauenklinik, die ich ja schon von meiner legendären Knochenmarkspunktion kannte, die Behandlung anbot. Mein Weg führte mich also erneut dorthin. Ich wurde vorbereitet wie für eine Operation, bekam Thrombosestrümpfe und auch das Engelshemdchen angezogen. Mir schmeckte das gar nicht, es war mir viel zu medizinisch, doch ich hatte keine Wahl. Aber immerhin traf ich dabei auf eine alte Bekannte: Frau Dr. Abers, die seinerzeit die »Knochenstanze« bei mir durchgeführt hatte, griff zum Tätowiergerät. Ich freute mich, sie wiederzusehen und die lange Prozedur gab mir Gelegenheit, ihr so manche Frage zum Thema Brustkrebs zu stellen. Sie erzählte mir einiges über die neuesten Entwicklungen.

Schmerzen hatte ich beim Tätowieren übrigens gar nicht, denn die Haut auf meiner neu aufgebauten Brust war nahezu taub. Ich war aber glücklich, dass ich nun wieder eine »richtige« Brust hatte. Mit dieser Aktion war mein Brustaufbau endgültig abgeschlossen.

Ein letztes Mal Sylt

Sabine fragte mich gegen Ende August, ob ich sie im September zu einem Kurzurlaub auf Sylt begleiten wolle. Ihr Bruder Andreas war dort auf einem Kongress für Anästhesisten. Sabine wollte ihn begleiten, denn sie liebte die Insel sehr. Natürlich hatte ich Lust mitzufahren, aber wie sollte ich das hinbekommen? Im Institut wurde nur planmäßiger Urlaub bewilligt, den man zwölf Monate vorher eingereicht haben musste. Es gab immer ein riesiges Problem, wenn jemand kurzfristig Urlaub wollte ... Und außerdem fragte ich mich, ob ich die Kinder schon wieder für eine Woche allein lassen konnte. Sie waren mittlerweile 16 und 17 Jahre alt, nicht mehr wirklich klein – aber sie so ganz sich selbst zu überlassen, das funktionierte auch nur bedingt ... Dennoch, ich wollte Sabine unbedingt begleiten.

Mit mehreren Kolleginnen bewerkstelligte ich deshalb eine komplizierte Urlaubstage-Tauschaktion, bekam so meine gewünschte Urlaubswoche und hatte zum ersten Mal seit langem an meiner Arbeitsstelle wieder das Gefühl, dass man mir entgegenkam.

Anfang September reiste ich also wieder in Richtung Norden. Nach einer Übernachtung bei Sabine und Thomas sollte es nach Sylt weitergehen. Als ich Sabine wiedersah, war ich über ihren Zustand bestürzt. Sie sah sehr angeschlagen aus und von ihrem Elan aus dem Sommer war nichts mehr zu spüren.

Unser Wiedersehen gab mir endlich auch die Gelegenheit, die beiden süßen Katzenkinder kennen zu lernen. Meine Güte, waren die agil! Ich freute mich auf die kommenden gemeinsamen Tage mit Sabine auf Sylt, wo ich vorher noch nie gewesen war. Am nächsten Morgen holte uns Sabines Bruder Andreas ab.

Ich hatte mir viel vorgenommen. Mit langen Spaziergängen und gesunder Ernährung wollte ich Sabine wieder fit bekommen. Und dann wollte ich auch noch ausführliche Gespräche mit ihr führen, um ihre Gedanken über mich und Thomas zu erfahren. Ich hatte so viel darüber nachgedacht und war mir inzwischen sicher, dass Sabine den Kontakt zwischen Thomas und mir nicht von ungefähr arrangiert hatte. Diese Cabriofahrt. Ihre Idee, dass er mich in Köln besuchen sollte. All das konnte doch kein Zufall sein.

Doch so einfach waren meine Pläne nicht umzusetzen: Sabine war immer sehr erschöpft und fand selten vor Mittag aus dem Bett. Ich nutzte die Morgenstunden und joggte jeden Tag am Strand entlang. Wenn ich zurückkam, quälte sich Sabine gerade erst aus dem Bett. Meist gelang es mir, sie zu einem kurzen Bummel durch die Stadt zu ermuntern. Mir wurde deutlich, wie schwach sie auf den Beinen war und dass sie unter Atemnot litt. Immer wieder fragte ich mich, woher ihre Abgeschlagenheit kam. Auswirkungen der Chemo? Oder lag es doch schon an den Metastasen?

Leider ergab sich auch keine Gelegenheit, die Gespräche mit ihr zu führen, die mir so wichtig gewesen wären. Ich hatte so gehofft, dass Sabine die sich entwickelnde Beziehung zwischen Thomas und mir ansprechen würde und war enttäuscht, dass das nicht geschah.

Den Mut, dieses Gespräch selbst zu beginnen, hatte ich aber auch nicht. Sicher spielte dabei mein schlechtes Gewissen eine Rolle.

Heute glaube ich, dass Sabine tatsächlich den Plan gehabt hat, Thomas und mich miteinander bekannt zu machen mit dem Ziel, dass wir uns womöglich ineinander verlieben würden. Die Sympathie zwischen ihren »Kuppelkandidaten« war aber wohl schnell offensichtlich geworden, obwohl wir uns sehr bemühten, ihr nicht weh zu tun und unsere Gefühle vor uns selbst zu leugnen. Womöglich war ihr das zu schnell gegangen, die Ereignisse hatten sie irgendwie überholt – vielleicht hatte sie auch Angst davor bekommen, dass wir sie allein zurücklassen könnten? Natürlich wäre das nie geschehen! Aber Angst gehorcht selten der Vernunft.

Andreas besuchte täglich die Kongressveranstaltung und ich war dann auch einen Tag lang dabei, als es um mein Berufsthema Mikrobiologie ging. Sabines und meine Tage verliefen ansonsten immer recht ähnlich: Jeden Morgen ging ich am Strand laufen. Mittags frühstückten Sabine und ich. Am Nachmittag gingen wir bummeln oder an den Strand, abends aßen wir auswärts. Sabine gelang es immer, unauffällig die Restaurant-Rechnungen zu übernehmen. Sie wusste, dass ich mir diesen Urlaub eigentlich nicht hätte leisten können.

Als wir Sylt verließen, war Sabine sehr wehmütig. Sie war immer so gern dort gewesen und fragte sich laut, ob es für sie wohl das letzte Mal war. Was hätte ich darauf antworten können? Ich hoffte so sehr für sie, dass sie im kommenden Jahr noch einmal fahren könnte.

Unsere Rückfahrt kam mir ewig lang vor. Zurück in Neustadt sah ich Thomas wieder. Ein Chaos der Gefühle: Ich war überglücklich ihn zu sehen, wir hatten einander so viel zu erzählen, gleichzeitig war die Stimmung gedrückt. Ich war betrübt, weil das von mir so sehr erhoffte Gespräch mit Sabine nicht geglückt war. Sabine war tief-traurig, weil sie sicher war, dass sie Sylt ein letztes Mal erlebt hatte. Und Thomas litt unter der Gesamtsituation, denn alles war unklar: Wie würde es mit Sabine weitergehen? Wann wir uns wiedersehen?

Zurück im Alltag

Am Tag darauf fuhr ich zurück zu meinen Kindern nach Köln. In der nächsten Zeit fühlte ich mich sehr zerrissen. Da waren meine Gefühle für Thomas, die nicht sein durften. Auf der anderen Seite war Sabine, bei deren Untersuchungen ich immer wieder mitfie-berte. Sie war so unglaublich tapfer, nie klagte oder jammerte sie. Und dann war da mein Leben in Köln und meine Kinder. Doch in Thomas' Nähe drängte es mich auch. Ein unlösbarer Konflikt. Wie lange würde ich ihn noch aushalten können?

Während ich mit meiner Sehnsucht kämpfte, waren wir in Köln auch mit ganz praktischen Dingen beschäftigt: Ich begleitete Julian zur Ausbildungsmesse Stuzubi in Düsseldorf. Julian gewann dort viele Eindrücke und konnte mehrere Kontakte knüpfen. Er entschloss sich zu Bewerbungen für ein duales Studium der Wirtschaftsinfor-matik.

Gleichzeitig hatte Ende September Thomas Geburtstag, er wurde 50. Es war eine Qual für mich, an diesem Tag nicht bei ihm sein zu können. Er feierte ihn ganz allein mit Sabine und ich war ununter-brochen mit meinen Gedanken bei ihm. Es zerriss mich innerlich.

Bei Sabine schlug die Behandlung mit **Abraxane** zunächst gut an, wir alle freuten uns darüber. Jedoch war sie sehr schwach und kraftlos geworden. Also fiel der Entschluss, anstatt alle drei Wochen eine hohe Dosis zu verabreichen, eine niedrigere Dosis wöchentlich zu geben. Im Normalfall wird die wöchentliche, geringere Dosis besser vertragen. Leider musste sie nun jede Woche in die Onkologie-Praxis, in die ich sie auch schon einmal begleitet hatte. Sabine war bei einem onkologisch erfahrenen Gynäkologen in Behandlung. In seiner Praxis, die Ruhe und eine freundliche Atmosphäre ausstrahlte, bekam sie auch immer ihre Chemo verabreicht. Kein Vergleich zu den hektischen und lauten Chemo-Ambulanzen der Brustzentren, die ich erlebt hatte. Bei der Abraxane-Chemo ist die Flüssigkeit eher zähflüssig und daher bleibt immer ein beachtlicher Rest im Infusionsschlauch zurück. Sabine, der das aufgefallen war, schrieb sogar dem Hersteller des Medikaments und fragte, ob das eventuell Probleme auslösen könnte. Leider weiß ich nicht, wie die Antwort lautete.

Die Problematik von Abraxane-Resten in Infusionsschläuchen wurde später auch in einem Forums-Thread diskutiert. Mittlerweile ist es verpflichtend, den Schlauchrest mit Kochsalzlösung heraus zu spülen. Ob das bei Sabine auch gemacht wurde? Bei der niedrigen wöchentlichen Gabe kommt es ganz besonders auf die genaue Dosis an …

Auf jeden Fall wirkte auch diese Chemo gegen Jahresende nicht mehr ausreichend und wurde beendet. Die Metastasen wuchsen.

Ungefähr zur gleichen Zeit bekam Sabine Pleuraergüsse. Mehrmals musste ihr im weiteren Verlauf ihrer Erkrankung diese Flüssigkeit durch Punktion abgesaugt werden.

Obwohl es ihr so schlecht ging, war Sabine zur Stelle, als es wieder einmal um den Stimmenfang zugunsten des Forums bei der ING-DiBa-Bank ging. Wie im Jahr zuvor sammelte sie auch dieses Mal unermüdlich Unterstützer für den Krebs-Kompass. Und wieder schafften wir es, unter die hundert Vereine mit den meisten Stimmen zu kommen. Damit hatte unser Krebs-Forum erneut 1.000 Euro zur Verfügung.

Und Ende Oktober stand dann wieder der Brustkrebs-Kongress in Augsburg auf dem Plan. Eine kleine Gruppe aus dem Krebs-Kompass wollte sich in Augsburg treffen, um gemeinsam den Kongress zu besuchen. Ich hatte mich sehr auf diese Tage gefreut. Auch Sabine wollte unbedingt teilnehmen, obwohl es bis zum letzten Tag nicht klar war, ob sie es körperlich schaffen würde. Aber sie nahm all ihre Kraft zusammen und ich durfte sie in Augsburg in Empfang nehmen. Sabine hielt während dieser Tage nicht immer durch, oft musste sie die Vorträge vorzeitig verlassen und fuhr ins Hotel. Oder sie kam abends zum gemeinsamen Essen nicht mit. Es fiel mir schwer, das mit anzusehen.

Dennoch glaube ich, dass Sabine diese Tage sehr genossen hat, einfach, weil sie dabei sein konnte. Es sollte ihre letzte Reise sein.

Zurück in Köln schrieb ich wieder eine Zusammenfassung der gehörten Vorträge für den Krebs-Kompass. Sabine verfasste ein Resümee zum Thema Lebermetastasen. Diesen Beitrag zu leisten, war ihr sehr wichtig.

Kurze Zeit später hatte ich einen Termin zur Port-Entfernung. Der war nun schon mehr als drei Jahre in mir und es wurde Zeit, ihn los zu werden. Musste der Port doch alle sechs Wochen gespült werden und es gab wegen dieses unbedeutenden Arbeitsausfalls immer wieder Gezeter von unserer leitenden MTA, das ich mittlerweile leid war.

Ich hatte mir damals den Port unter Lokalanästhesie legen lassen, jetzt ließ ich mir eine Kurzzeitnarkose mit **Propofol** geben. Die Ärzte hielten das nicht für nötig, doch ich blieb eisern. War das herrlich, einfach wegzudämmern ... Doch dann wachte ich mittendrin auf und schrie vor Schmerzen. Der Port war inzwischen so sehr ins Gewebe eingewachsen, dass es schwierig geworden war, ihn herauszulösen. Zum Glück wurde das Narkosemittel nachgespritzt, sodass die Entnahme ohne weitere Schmerzen beendet werden konnte. Anschließend war ich für wenige Tage krankgeschrieben. Zur Wundkontrolle ging ich zu meinem Hausarzt, dem die Wunde gar nicht gefiel: Er schrieb mich für zwei Wochen krank. Ich sollte mich schonen, damit sich die Wundränder schließen konnten. Welche Begeisterung die zusätzlichen Krankheitstage an meiner Arbeitsstelle auslösten, kann man sich vorstellen.

Eine schmerzliche Zeit voller Konflikte

Kurz entschlossen verbrachte ich eine Woche meiner Krankschreibung bei Sabine und Thomas. Es zog mich magisch dorthin. Sabine freute sich sehr auf meinen Besuch, war sie doch oft allein und sehnte sich nach Gesellschaft.

Die Kretakatzenkinder waren mächtig gewachsen. Diese ungestümen Kleinen gaben Sabine oft Grund zum Lachen. Außerdem war sie gezwungen, sich um sie zu kümmern, das forderte sie ein Stück weit zum Leben heraus. Bis zum Schluss sollten Pitschi und Luzi für Sabine sehr wichtig bleiben.

An einem sonnigen Nachmittag bat Sabine uns, im Garten Laub zusammen zu rechen. Wir taten ihr den Gefallen und gaben unser Bestes. Später gestand sie Thomas, dass sie uns vom Fenster des Dachbodens aus zugeschaut hatte. Es hätte gut für sie ausgesehen.

Für mich stellt sich Sabines schwierige Lage heute im Rückblick so dar: Als es ihr noch einigermaßen gut ging, zu Beginn der Metastasen-Diagnose, hatte sie wohl überlegt, wie es nach ihrem Ableben mit Thomas und dem gemeinsamen Anwesen weitergehen sollte. Ihr Tod war in diesem Moment zwar schon ins Bewusstsein gerückt, aber gleichzeitig noch unwirklich weit weg gewesen. Sie schaffte viele Gelegenheiten, bei denen Thomas und ich uns trafen, sowohl in ihrer Gegenwart als auch allein. Ich glaube, Sabine wollte, dass wir zueinander finden – aber bitte nicht schon jetzt und bitte nicht so schnell. Und als sie dann feststellen musste, dass ihre Hoffnungen aufgehen würden, ja, dass Thomas und ich schon zueinander gefunden hatten ... da überwältigten sie die Gefühle.

Es gab jetzt Situationen, in denen Sabine mich grundlos verbal angriff. Mir war die Ursache dafür immer schnell klar: Ich hatte so vieles, was ihr wichtig gewesen wäre und das sie nicht mehr hatte. Das tat ihr sicher sehr weh, auch wenn sie vom Kopf her erkannte, dass ich nicht die Ursache für ihren Kummer war. Je deutlicher Sabine spürte, dass sie die drei Jahre Überlebenszeit, die sie sich gewünscht hatte, nicht mehr haben würde, desto ambivalenter wurden ihre Gefühle und Stimmungen mir gegenüber. Mein Mitgefühl und mein schlechtes Gewissen ließen mich so manche Bemerkung schlucken. Diese Zeit war für uns drei sehr, sehr schwer.

Nach meiner Rückkehr aus Neustadt musste ich mich endlich um die Hotelgutscheine kümmern, die meine Kinder beim Ramada-Cup gewonnen hatten. Auf den Erfolg der beiden war ich nach wie vor unbändig stolz, aber weder die Jungs noch ich hatten wirkliches Interesse an einer Reise nach Magdeburg. So entschlossen wir uns, sie über Ebay zu verkaufen. Sabine half mir dabei und der Erlös wurde unter den beiden Schachmeistern aufgeteilt, was deren Taschengeld ordentlich aufstockte.

Im November feierte Thomas seinen 50. Geburtstag nach und lud auch mich dazu ein. Das hatte Sabine ihm vorgeschlagen. Als ich in Neustadt ankam, fiel mir auf, wie blass und elend sie aussah.

Selbst ganz Alltägliches schien sie jetzt schon viel Kraft zu kosten. Ich half ihr, sich für die Feier in einer Gaststätte zurecht zu machen. Die drei Frauen, die ich bei Sabines »Mädelsabend« kennengelernt hatte, waren da, außerdem Freunde und Kollegen von Thomas. Wir verlebten einen schönen Abend mit netten Gästen und leckerem Essen und doch schwang die ganze Zeit etwas Trauriges mit.

Am nächsten Tag musste ich nach Köln zurück. Der Abschied fiel mir schwer, denn die Sehnsucht nach Thomas zerriss mich inzwischen immer mehr.

November und Dezember waren ausgefüllt mit Julians Bewerbungs-gesprächen. Er hatte nach seinen Bewerbungen im Anschluss an die Ausbildungsmesse viele Einladungen zu Eignungstests und anschließend zu Vorstellungsgesprächen bekommen. Am Ende hatte er drei Ausbildungsangebote, das von der Bayer AG war sein Favorit.

Sabine freute sich mit uns über Julians Entscheidung, besonders auch, weil sie viele Jahre zuvor eine lange Beziehung mit einem Bayer-Mitarbeiter gehabt hatte. Das sah sie als gutes Omen für Julians bevorstehenden Berufsweg an. Überhaupt zeigte Sabine großes Interesse an den Erfolgen meiner Jungs in der Schule und beim Schach.

Im Dezember trat bei mir zum ersten Mal ein *Lymphödem* auf. Dabei hatte ich geglaubt, dass dieser Kelch an mir vorübergegangen war. Meine linke Hand wurde dick und schmerzte heftig. Mit viel Geduld und regelmäßigen *Lymphdrainagen* bekam ich dieses Problem in den Griff, wenn auch nur vorübergehend.

Mein Gynäkologe überwies mich zu einem Gefäßspezialisten, doch auch der konnte nichts Außergewöhnliches feststellen. Zum Glück, denn es hätten auch Metastasen sein können, die die Lymphe am Abfluss hinderten. Es ist mir immer noch ein Rätsel, warum ich es überhaupt und erst so spät bekommen habe. Schließlich hatte ich als Rechtshänderin meinen linken Arm auch nicht übermäßig belastet. Das schmerzhafte Ödem sollte mich fortan begleiten. Dazu kam auch noch meine Sorge, dass meine Hand auf Dauer entstellt bleiben würde.

Die Sorge um meine eigene Gesundheit, alle möglichen Gedanken und Gefühle konnte ich während dieser Zeit immer noch mit Tina teilen. Sie hatte auch von Anfang an zu wenigen Menschen gehört, die in meine Gefühle für Thomas eingeweiht gewesen waren. Wir schrieben uns seit längerem regelmäßig, telefonierten oft. Leider schafften wir es einfach nicht, uns zu treffen, dabei hätte ich sie so gern wiedergesehen! Ihr ging es gesundheitlich überhaupt nicht gut, der Krebs ließ einfach nicht von ihr ab.

Ein trauriges Jahresende

Die Weihnachtszeit hatte begonnen. Sie war stark geprägt von schlechten Nachrichten: Sabines Chemo wirkte inzwischen gar nicht mehr und ihre Metastasen, vor allem in der Leber, wuchsen beständig. Ebenso war der Pleuraerguss jetzt ihr ständiger Begleiter. Wir hatten verabredet, dass ich den Jahreswechsel bei Sabine und Thomas verbringen sollte. Ich freute mich auf die beiden. Wenn ich mich auch nach wie vor zerrissen fühlte zwischen Sabine und Thomas in Neustadt und den Kindern in Köln. Ich konnte wirklich keinem mehr gerecht werden.

Ein dummer Unfall auf dem Weg von der Arbeit zur Bushaltestelle bescherte mir kurz vor Weihnachten ein paar zusätzliche freie Tage. Als ich auf dem Fußweg zwischen einem Bauschuttcontainer und einer Hecke hindurchging, spürte ich einen heftigen Schlag im Gesicht, am linken Auge. Ohne zu begreifen, woher der rätselhafte Angriff gekommen war, presste ich die Hand auf die Stelle und bemerkte, dass ich blutete. Sofort machte ich mich auf den kurzen Weg zurück in mein Institut, wo mich die erschrockene Arztsekretärin versorgte und einen unserer Ärzte hinzurief. Er stellte gleich fest, dass mein Auge unverletzt war, jedoch das obere Lid genäht werden musste. Mein netter Arztkollege fuhr mich dann sofort in unsere Augenklinik und sorgte für eine Sofortbehandlung. Unter Lokalanästhesie, deren Spritze höllisch weh tat, wurde das Lid genäht und ich bekam einen dicken Verband aufs Auge, war fix und fertig, sodass ich mir ein Taxi für die Heimfahrt gönnte.

Bevor wir in die Augenklinik fuhren, hatten wir uns noch einmal die Unfallstelle angeschaut. Dort konnten wir aber nichts mehr entdecken, was mich verletzt hatte. Ich vermute, dass Bauarbeiter, die meinen Unfall beobachtet hatten, inzwischen den Gegenstand, an dem ich mich verletzt hatte, weggeräumt hatten. Am nächsten Tag ging ich zur Polizei, um Anzeige zu erstatten. Ein Verantwortlicher konnte jedoch nicht ermittelt werden.

Für die nächsten Wochen hatte ich mein Andenken in Form eines hübschen Veilchens. Wieder einmal hatte ich großes Glück im Unglück gehabt, denn mein Auge war unverletzt geblieben.

Nachdem ich Weihnachten 2012 mit meinen Kindern in Köln verbracht hatte und mein jüngerer Sohn Frederik am zweiten Weihnachtsfeiertag zu einem Schachturnier in der Nähe von Bremen aufgebrochen war, setzte ich mich wieder einmal in den Zug nach Neustadt. Mein älterer Sohn Julian hatte zu diesem Zeitpunkt bereits eine feste Freundin und freute sich über die sturmfreie Bude.

Natürlich hatte ich für Sabine und Thomas Geschenke dabei, ich hatte für sie gestrickt. Sabine, die immer kalte Füße hatte, bekam ein paar warme Socken und Thomas einen grünen Wollschal. Gleich nachdem ich bei den beiden angekommen war, überreichte ich ihnen stolz meine Handarbeiten und sah in freudige Gesichter. Sabine hatte ein Geschenk für mich, das mich geradezu überwältigte. Sie schenkte mir eine ihrer beiden goldenen Armbanduhren, ein wirklich wertvolles Schmuckstück.

Für meinen Sohn Frederik hatten die Deutschen Schach-Mannschaftsmeisterschaften in der Altersklasse U16 inzwischen begonnen. In den Jahren zuvor hatten beide Jungs immer an diesem Turnier teilgenommen, sodass es sich zu einer Familientradition entwickelt hatte. Ihr Begleiter war wieder Uwe, ihr Schachtrainer. Sabine war Feuer und Flamme für das Turnier und fieberte mit. Da war sie ganz in ihrem Element und ich freute mich, ihre Begeisterung mitzuerleben. Die Turnierpartien wurden live ins Internet gestellt, sodass wir jeden Spielzug von Frederik mitverfolgen konnten. Sabine klebte förmlich am PC und hielt begeistert die Daumen. Es war ein hartes Endspiel und wir freuten uns gemeinsam über das Ergebnis: Frederiks Mannschaft war Deutscher Meister in seiner Altersgruppe geworden. Ich war wieder einmal unglaublich stolz auf meine Jungs.

Und dann stand auch schon Silvester vor der Tür. Wir hatten geplant, den Jahreswechsel mit einem befreundeten Pärchen von Thomas und Sabine zu verbringen. Ariane, die Freundin mit dem Wickelbären, die ich auch bei dem Mädelsabend schon kennen gelernt hatte, würde gemeinsam mit ihrem Mann Peter zum Feiern kommen.

So fuhren Thomas und ich früh morgens los, um einzukaufen. Wenige Momente der Zweisamkeit inmitten eines Gefühlsorkans.

Gleich nach dem Einkauf begannen unsere Vorbereitungen für ein Raclette. Sabine gab die Anweisungen. Sie war nicht mehr in der Lage, selbst Hand anzulegen, denn sie war schwach, ihre Arme und Hände waren geschwollen. Dabei wollte sie so gern – und musste doch mit ansehen, wie ich nun in ihrer Küche hantierte. Es gab mehrere Diskussionen um Kleinigkeiten, etwa, ob Pilze geputzt oder gewaschen werden müssen oder nichts von beidem ... Wieder Momente, in denen ich deutlich Sabines unglückliche Zerrissenheit spürte. Ich gab nach, wissend, wie schwierig es für Sabine war, nur Zuschauerin sein zu können.

In diesen Tagen musste ich Sabine die ganze Zeit über stützen und ihr auch beim Anziehen helfen. Leise fragte sie mich, ob dies wohl ihr letztes Silvester sei. Ich musste schlucken und blieb ihr die Antwort schuldig. Was hätte ich auch sagen sollen?

Die Gäste kamen und beim Essen drehte Sabine richtig auf. Sie erzählte und diskutierte, fast in der Rolle einer Alleinunterhalterin. Ich glaube, an diesem Silvesterabend gab Sabine noch einmal alles, ahnend, dass sich ein solcher Abend nicht wiederholen würde. Um Mitternacht gingen wir in den Garten, um auf ihren Wunsch hin Raketen aufsteigen zu lassen. Wir schickten viele gute Wünsche mit in den Nachthimmel hinauf und spürten gleichzeitig eine große Traurigkeit. Jeder von uns ahnte, dass wir gerade Sabines letztes Silvester miterlebten, falls nicht noch ein Wunder geschehen würde.

Zwei Tage später musste ich mich wieder einmal verabschieden, dabei fiel es mir jedes Mal schwerer, zu gehen. Was würde uns das neue Jahr bringen? Ich war mir sicher, dass es nichts Gutes sein würde.

Nichts hilft mehr

Leider war es immer so gewesen, dass Sabine nicht sehr mitteilsam war. Und daher wusste niemand, auch Thomas nicht, was sie mit ihrem Gynäkologen besprochen hatte. Schon als wir im September auf Sylt gewesen waren, hatte sie mir gegenüber das Thema Suizid angesprochen. Sie hatte mir erklärt, dass sie sich diese Option gern offenhalten würde. Wenn es soweit wäre, dürften wir es nicht verhindern. Das musste ich ihr versprechen. Das gleiche Versprechen hatte sie auch Thomas abgenommen. Wie gut ich sie verstehen konnte! Selbst wenn ein solcher Plan nur eine theoretische Option ist, so hat bestimmt die Vorstellung, selbstständig entscheiden zu können, wann und wie man geht, etwas sehr Tröstliches.

Im Januar überraschte mich Sabine mit der Entscheidung, dass sie nun anstelle einer neuen Chemo mit einer *Antihormontherapie* und *Everolimus* starten würde. Leider zeigte diese Kombination nicht die erhoffte Wirkung – Sabines Metastasen wuchsen. Und es wurde jetzt schwieriger, mit ihr Kontakt zu halten, denn sie igelte sich immer mehr ein. Sie mochte kaum noch ans Telefon gehen und auch keinen Besuch mehr empfangen. Ihre Kontakte zu Freunden und Bekannten schliefen in dieser Zeit endgültig ein.

Dann kam der 27. Januar 2013, mein Sohn Julian wurde 18 Jahre alt. Zu seiner Geburtstagsfeier hatte er auch Sabine und Thomas eingeladen, doch war Sabine längst zu schwach für eine solche Reise. Sie blieb zu Hause, aber Thomas kam und half mir bei den vielen Vorbereitungen für die Party. Wir kauften gemeinsam ein, räumten einige Möbel um und kümmerten uns um die Pizza, von der es reichlich geben sollte.

Dabei hatten wir auch Gelegenheit, nur zu zweit miteinander zu sprechen. Beide blickten wir dabei zum ersten Mal einer traurigen

Wahrheit ins Auge: Sabine ging es sehr schlecht und es half auch kein Medikament mehr. Nach wie vor teilte sie sich auch Thomas nicht mit, was ihn sehr ratlos machte. Wieder in Neustadt angekommen, suchte er deshalb dann das Gespräch mit Sabines **Onkologen**.

Was genau die beiden dabei besprachen, wusste ich natürlich nicht, nur so viel, dass es wohl um den Tod und den Verlauf des Sterbeprozesses bei Sabine gegangen war. Das Hauptproblem waren jetzt die Lebermetastasen, die zum Tod führen würden. Thomas erfuhr, dass mit Lebermetastasen in der Regel ein humanes Sterben einhergeht. Der Onkologe hatte Thomas auch zugesagt, dass er Sabine zu Hause betreuen würde, wenn es soweit wäre.

Den ganzen Januar über hatte ich Sabine schon nicht mehr gesehen und erst Ende Februar konnte ich wieder zu ihr fahren. Schon Tage vor meinem Besuch war mir beim Telefonieren aufgefallen, dass Sabines Sprache zunehmend verwaschener wurde. Thomas hatte das auch schon bemerkt und war darüber besorgt.

Als ich bei den beiden ankam, lag Sabine auf dem Sofa. Wie sehr sie abgebaut hatte! Ich war furchtbar erschrocken. Sabine war nie mager gewesen, hatte immer mit ihrem Gewicht gekämpft, doch jetzt sah ich, wie viel sie abgenommen hatte. Kein Wunder, aß sie doch fast nichts mehr, außer ein paar Stückchen Banane. An diesem Wochenende wurde mir bewusst, dass Sabines Lebenszeit dabei war, endgültig abzulaufen. Diese Einsicht machte mich furchtbar traurig.

Ich habe nie erfahren, warum sie keine andere Chemo versucht hatte, es hätte noch einige Alternativen gegeben. Aber vielleicht hatte sie mit ihrem Onkologen abgesprochen, nichts mehr zu nehmen, wenn Everolimus und die Antihormontherapie nicht anschlugen. Sabine selbst sprach bis zu ihrem Tod nicht darüber.

Ich konnte nicht mehr tun, als mich gesprächsbereit zu halten, und ich erinnere mich noch genau, wie Sabine sich in einer Situation ein kleines bisschen öffnete. Wir zwei waren im Wohnzimmer allein, beide lagen wir auf dem großen Ecksofa. Plötzlich sprach Sabine darüber, wie sie sich die finale Phase vorstellte. Sie wollte zu Hause bleiben, nicht in ein Krankenhaus und auch nicht in ein Hospiz. Sie sprach auch über ihre Beerdigung. All das ging mir furchtbar nahe. Was kann man in solch einer Situation sagen? Ich hörte ihr einfach zu, nahm ihre Wünsche und Ansichten still auf und meine Tränen kullerten nur so herunter.

Später an diesem Tag bekam Sabine Lust auf Kuchen – wie schön, sie sollte doch unbedingt etwas essen. Thomas fuhr sofort zum Bäcker und kam bald mit leckerem Gebäck zurück. Sabine verspeiste immerhin ein paar Bissen davon.

Ein sehr trauriges Wochenende ging zu Ende und nachdenklich fuhr ich nach Hause. Wartete doch in Köln mein »anderes« Leben: meine Kinder, meine Arbeit und meine Tiere, mein Alltag eben. Und doch war ich in Gedanken immer auch bei Sabine und Thomas. Wie gut konnte ich mich in Thomas hinein versetzten, wusste er doch auch nicht, wie er mit der Situation umgehen sollte. Konnte er überhaupt noch guten Gewissens seiner Arbeit in Hannover nachgehen? Was könnte alles geschehen, während er außer Haus war? Mittlerweile konnte sich Sabine kaum mehr selbst versorgen. Doch sie lehnte Hilfsmittel, wie einen Duschhocker oder Haltegriffe im Bad und im WC weiterhin vehement ab. Sehr bald schon würden sie unverzichtbar sein.

Dann kam der März. Er begann so, wie schon der ganze Winter gewesen war: Kalt. Und es wollte einfach nicht wärmer werden. Der Frühling schien in unendlicher Ferne.

Die letzten Tage in Sabines Leben

Ich erinnere mich, als wäre es gestern gewesen, dass Thomas mich am 11. März sehr früh morgens anrief. Ich erfuhr, dass Sabine im WC gestürzt war, sich zum Glück dabei nicht verletzt hatte. Sie sei verwirrt. Thomas musste unbedingt zu Hause bleiben, konnte Sabine auf keinen Fall mehr allein lassen. Er sagte eine mehrtägige Fortbildung in Münster ab und bekam auch sofort unbefristeten Urlaub von seinem Arbeitgeber. Auch Thomas' Mutter war sofort zu den beiden nach Neustadt gekommen, um zu helfen.

Mir jedoch waren die Hände gebunden. Ich wollte helfen, konnte aber gerade jetzt keinen Urlaub bekommen. Dazu kam auch noch, dass weder Sabines Onkologe noch ihr Bruder Andreas erreichbar waren. Beide waren gerade im Urlaub.

In dieser Woche setzte Sabine alle Medikamente ab. Nur ihre Schlaftabletten nahm sie weiter, mittlerweile täglich vier Stück – viel zu viel im Verhältnis zu dem Wenigen, das sie noch aß.

Mir war klar, dass mit Sabines Sturz die letzte Phase begonnen hatte. Mit viel Mühe konnte ich erreichen, dass ich für die kommende Woche arbeitsfrei bekam. Am Freitag, es war der 15. März, konnte ich endlich nach Neustadt aufbrechen. Ich war so aufgewühlt, wusste ich doch nicht, was mich erwarten würde.

Sabine freute sich sehr, mich wiederzusehen. In ihrer mir schon vertrauten Art, unangenehme Dinge herunterzuspielen, erklärte sie, dass Thomas mal wieder übertreiben würde. Doch was ich sah und hörte, klang für mich ganz und gar nicht übertrieben. Sabine umarmte mich und bewunderte meinen bunten Schal, der ihr sehr gefiel.

An diesem Abend fuhr Thomas' Mutter zurück nach Hause, versprach aber, sich bereitzuhalten für den Fall, dass sie gebraucht würde. Das war gut zu wissen, denn ich hatte ja nur diese eine Woche frei.

Die Tage verliefen in trauriger Gleichförmigkeit: Wegen der vielen Schlaftabletten war Sabine viele Stunden des Tages kaum ansprechbar, sie döste auf dem Sofa vor sich hin. Abwechselnd wachten wir an ihrer Seite. Denn zwischendurch brachte sie es fertig, plötzlich allein aufzustehen, um zur Toilette zu gehen. Da sie extrem wackelig auf den Beinen war, blieb meine größte Sorge, dass sie stürzen könnte und wir sie ins Krankenhaus bringen müssten, was wiederum ihre größte Angst war. Also musste ständig jemand auf sie aufpassen. Stunde um Stunde saß ich bei ihr, immer angespannt, immer wieder nach ihren Wünschen fragend. Es war für mich sehr belastend, Sabine im Endstadium derselben Krankheit mitzuerleben, die ich auch hatte. Wenn ich heute auf diese Tage zurückblicke, wird mir immer wieder bewusst, welch großes Glück ich hatte, dass mir dieses Schicksal erspart geblieben ist.

Nach dem Wochenende kehrten Sabines Bruder und auch ihr Onkologe aus dem Urlaub zurück. Beide kamen vorbei, was uns etwas beruhigte, denn nun konnten wir die Last endlich auf zusätzliche Schultern verteilen.

Sabine gestand ihrem Onkologen, dass sie sämtliche Medikamente abgesetzt hatte und bat ihn verzweifelt um eine weitere Chemo. Die körperliche Untersuchung ergab, dass die Leber schon stark vergrößert und sehr hart war. Ihr Arzt versprach ihr noch eine Chemo, obwohl ihm bestimmt klar war, dass es nicht mehr dazu kommen würde. Ich bin mir sicher, dass es auch gegen die vermutete Abmachung verstoßen hätte, die die beiden getroffen hatten, als Sabine noch nüchtern und sachlich darüber nachdenken konnte.

Da Sabines Leber so stark geschädigt war und nicht mehr arbeiten konnte, entwickelten sich in ihrem Körper giftige Stoffe, die sie umnebelten und auch für ihre verwaschene Sprache verantwortlich waren.

Inzwischen hatte Thomas vorsorglich ein Pflegebett, einen Toilettenstuhl und ein Sauerstoffgerät im Sanitätshaus bestellt. Diese Sachen wurden schnell und unbürokratisch geliefert. Aber noch wollte Sabine nicht in dieses Bett. Tagsüber wollte sie auf ihrem geliebten Sofa liegen und nachts in ihrem eigenen Bett.

Die Nächte wurden für uns immer anstrengender. Wir hatten beschlossen, ihre Schlafmitteldosis zu reduzieren, damit sie tagsüber wacher war. Immer wieder mussten wir nun Entscheidungen für Sabine treffen: Ist es richtig, dass sie während ihrer letzten Tage dahindämmert oder sollten wir versuchen, diesen Tagen mehr Leben zu geben? Wir entschieden uns für Letzteres. In Folge dessen schlief Sabine nachts schlecht ein. Sabines Bruder Andreas, der tagsüber bei uns war, verbrachte die Nächte zu Hause. Obwohl Thomas neben Sabine im Bett lag, wachte er oft nicht auf, wenn sie ihn rief, so erschöpft war er inzwischen. Ich schlief im Gästezimmer gegenüber und ging dann auf ihr Rufen hin ins Schlafzimmer, etwa, um sie zur Toilette zu begleiten.

Und dennoch gab es für Sabine in dieser Woche auch noch ein paar schöne Erlebnisse. Ihr Physiotherapeut kam und massierte ihren ständig schmerzenden Rücken. Er machte das ganz sanft, es war eher ein Streicheln. Wir ließen die beiden allein, denn auch für sie war es ein Abschied. Auch Sabines Freundin Ariane kam zu Besuch. Für sie sollte es ebenfalls ein endgültiger Abschied von Sabine sein.

Sabine bat mich, in unserem Krebs-Kompass-Forum über sie zu berichten, was ich auch tat. Sie saß beim Schreiben neben mir und diktierte, was ich schreiben sollte. Wie groß ihre Freude war, als ich ihr später die Antworten von einigen der anderen Frauen zeigte. Ich druckte sie dafür aus und las ihr die Antworten der Frauen vor: dass man an sie dachte, ihr eine schmerzarme Zeit wünschte, ihr Mut zusprach ...

Sabine hatte auch noch den dringenden Wunsch, einem neugeborenen Mädchen aus dem Bekanntenkreis einen Steiff-Teddy zu schenken. Zusammen suchten wir im Internet und wurden bei Ebay fündig. Solche kleinen Dinge waren Sabine immer noch wichtig und brachten sie zum Lächeln.

Mittlerweile aß sie nichts mehr und wollte auch nur wenig trinken. Und wieder mussten wir eine Entscheidung für sie treffen. Sollten wir ihr Flüssigkeit per Infusion über den Port geben? Wir entschieden uns dafür und Andreas, von Beruf Arzt, injizierte die Kochsalzlösung in Sabines Port. Sichtlich erschrocken fragte sie mich leise, was sie da bekommen würde. Es gelang mir, sie zu beruhigen, als ich ihr sagte, dass es nur Kochsalzlösung wäre, da sie doch nicht mehr genug trinken würde.

Am 21. März, einem Donnerstag, endete meine Zeit bei Sabine und Thomas wieder einmal. Am Abend musste ich nach Köln zurück. Am Samstag musste ich arbeiten und zudem fingen bei uns die Osterferien an. Dies bedeutete, dass ich für meine Jungs Wäsche waschen und Koffer packen musste. Wie jedes Jahr in den Osterferien fuhren sie zu einem Schachturnier.

Dieser Donnerstag ist mir noch in lebhafter Erinnerung. Es war ein guter, wacher Tag für Sabine, wahrscheinlich einer der letzten. Sabine rief ihren Bruder und mich zu sich ins Schlafzimmer. Sie wollte mit uns über die Einzelheiten und den Ablauf ihrer Beerdigung sprechen. Wir erfuhren, dass sie sich einen fröhlichen Abschied wünschte und welche Musik dazu gespielt werden sollte. Sie bat außerdem darum, dass die Trauergäste anstelle von Blumen und Kränzen Geld spenden sollten. Sie wollte drei Organisationen unterstützen: den Krebs-Kompass, die Brustkrebsinitiative Mamazone und die »Kretapfötchen«, denen Sabine ihre kleinen Katzen Luzi und Pitschi verdankte. Die beiden waren in diesen schweren Tagen ständig in Sabines Nähe. Anders als sonst waren sie ganz anschmiegsam und verschmust. Sie spürten wohl, dass es Sabine sehr schlecht ging.

Danach bat Sabine mich, mit ihr gemeinsam ihr Testament zu schreiben. Dieses musste handschriftlich verfasst werden, und Sabine fiel das Schreiben furchtbar schwer. Das konnte ich ihr leider nicht abnehmen, aber wenigstens konnte ich ihr helfen, ihre Gedanken zu strukturieren. In diesen Stunden wurde ihr und mir klar, dass es endgültig entschieden war. Die Stunden waren gezählt. Es war furchtbar, den Moment mitzuerleben, in dem sie das unwiderruflich begriff.

Dennoch war dieser Tag für Sabine ein guter Tag, denn das bestellte Pflegebett und ein Rollstuhl wurden geliefert. Thomas fuhr sie darin durch die Wohnung und Sabine strahlte, sie fand das »einfach cool«. Es schien so, als hätte sie noch einmal jeden kleinen Funken Energie, der noch in ihr war, in diesen Tag gepackt. Thomas und ich pflückten im Garten einen großen Osterstrauß aus Forsythienzweigen und schmückten ihn mit buntem Ostereiern. Wir stellten ihn im Wohnzimmer auf, sodass Sabine ihn vom Sofa aus sehen konnte. Das gefiel ihr.

In dieser ganzen Woche nahmen Thomas und ich eine völlige Auszeit von unseren Gefühlen füreinander. Wir schoben sie zur Seite, denn jetzt zählte nur noch Sabine. Es war klar, wohin die Reise gehen würde und wir überlegten ständig, was noch getan oder gesagt werden müsste. Sabine jammerte und klagte nie, doch einmal schaute sie mich traurig an und sagte: »Scheiße!«

So lange ich Sabine kannte, hatte sie ihre Worte immer mit Bedacht gewählt, doch in diesem Moment war das wohl das einzige Wort, das beschrieb, was geschah und was sie fühlte.

Am Abend traf Thomas' Mutter wieder ein, um mich abzulösen. Es war abgemacht, dass ich in zehn Tagen, am Ostermontag, wieder nach Neustadt kommen würde. Ich hatte riesige Angst, dass Sabine nicht so lange durchhalten würde. Was sollte ich nur tun? In Köln waren meine Familie, meine Tiere und meine Arbeit. Hier Sabine, der vielleicht nur noch Tage blieben ... was für ein Dilemma!

Dann wurde es Zeit, mich von Sabine zu verabschieden. Ich fragte sie, ob ich noch etwas für sie tun könne, ob sie Schmerzen hätte und auch, ob sie mir noch etwas sagen wollte. All das verneinte sie. Seltsam, welche Details einem manchmal in Erinnerung bleiben: Ich weiß noch, wie ich mich zur Verabschiedung über sie beugte und einer meiner langen Ohrringe in ihrem Gesicht baumelte. Sabine beklagte sich darüber. Ich nahm mir vor, beim nächsten Besuch keine langen Ohrringe zu tragen. Mit Tränen in den Augen verließ ich Sabine. Thomas fuhr mich zum Bahnhof nach Hannover. Beim Abschied versprach er mir, mich ständig auf dem Laufenden zu halten.

Wegen eines technischen Schadens hatten wir auch noch eine stundenlange Verspätung. Während meiner nicht enden wollenden Zugfahrt kreisten meine Gedanken unablässig um Sabine. Ich hatte mich in den zurückliegenden Wochen schon einige Male gefragt, warum gerade mir die Rolle als ihre Sterbebegleiterin zugefallen war und an diesem Abend im Zug wurde es für mich deutlich: Sabine hatte wohl schon früher wenige Freunde gehabt. Und mit dem Fortschreiten ihrer Krankheit hatte sie sich mehr und mehr zurückgezogen. Sie hatte schließlich das Haus kaum mehr verlassen, war auch nicht mehr ans Telefon gegangen. Niemand sollte sie so sehen. In den letzten Wochen hatte Sabine dann außerdem viel geschlafen, war nun auch nur noch schwer ansprechbar. So waren alle Kontakte zu Bekannten und Freunden versiegt.

Gleichzeitig wünschte sie sich, dass Thomas und Andreas bei ihr zu Hause blieben und sie ohne zusätzliche Hilfe pflegten. Die beiden waren davon überfordert, emotional und auch ganz praktisch, das fühlte ich. Sabine hätte professionelle Pflege gebraucht, aber das konnte und wollte sie nicht zulassen. Ich verzweifelte schier an meinen Gedanken. Sabine war mir während unserer gemeinsamen Zeit immer mehr ans Herz gewachsen, ich wünschte mir so sehr, dass es ihr besserginge, ein Wunder geschehen würde ...

Nach einer gefühlten Ewigkeit erreichte ich endlich Köln. Sofort hatte mich der Alltag wieder: Wohnung aufräumen, Kinder und Tiere versorgen, am Samstag wieder zur Arbeit ... Einerseits tat mir der erzwungene Abstand gut, denn die zurückliegenden Tage waren so anstrengend gewesen. Andererseits konnte ich meine Gedanken einfach nicht abstellen. Ununterbrochen kreisten sie um Sabine und Thomas. Wir telefonierten immer wieder. Von ihrem Onkologen, der sie am Donnerstagabend noch besucht hatte, bekam sie ein neues Schlafmittel, das aber überhaupt nicht wirkte. Es muss eine sehr unruhige Nacht gewesen sein.

Am Freitagnachmittag waren Sabines Eltern zu Besuch. Thomas beschrieb es mir als eine sehr emotionale Situation. Am Abend kam dann Anja, eine Krankenpflegerin, die Lebensgefährtin von Sabines Physiotherapeuten, die Sabine seit längerer Zeit kannte und mochte. Nachdem Sabine es so lange abgelehnt hatte, professionelle Hilfe anzunehmen, war sie nun doch damit einverstanden.

Das Duschen mit Anjas Unterstützung genoss Sabine sehr. Thomas war auch sehr erleichtert darüber, waren wir alle doch unerfahren in der Krankenpflege.

Am Freitag hatte ich Sabine eine Karte geschickt, die sie am Samstag erreichte. Ich berichtete Sabine darauf, was die Jungs gerade taten, das interessierte sie immer sehr. Thomas las ihr die Karte vor, als sie am Nachmittag wach war und Sabine freute sich darüber.

Am frühen Abend verschlechterte sich Sabines Zustand, sie war nicht mehr ansprechbar.

Spätestens jetzt wurde mir klar, dass ich so schnell wie möglich wieder zu ihr fahren musste. Ich telefonierte mit unserer leitenden MTA und versuchte, für den Montag frei zu bekommen. Das ging aber nicht, da sie zu wenig Personal hatte. Erst ab Dienstag war es möglich. Ich musste also am Montag noch einmal zur Arbeit und kaufte ein Zugticket für den Nachmittag. Das bedeutete aber auch, dass ich noch das ganze restliche Wochenende untätig in Köln aushalten musste, während Sabines Zustand sich rasch weiter verschlechterte. Sie war nun nicht mehr bei Bewusstsein, konnte daher auch nicht mehr trinken. Nun war guter Rat teuer. Sollte man doch wieder Flüssigkeit über den Port geben? Spüren Sterbende Durst? Quält er sie? Fragen über Fragen. Wir entschieden gemeinsam, sie wieder mit Flüssigkeit per Infusion zu versorgen. Heute denke ich, dass es falsch war. Später las ich nämlich, dass in solchen Situationen die zusätzliche Flüssigkeit den Körper nur noch mehr belastet. Damals wussten wir alle es leider nicht besser.

Am Sonntag war Sabine gar nicht mehr ansprechbar. Abends war Anja wieder da, um Sabine zu waschen. Danach legten Thomas und Anja sie in das neue Pflegebett, das inzwischen im Wohnzimmer aufgebaut war. Sabine sollte, soweit es eben ging, in ihrer gewohnten Umgebung bleiben. Von diesem Platz aus war auch der Oster-strauß zu sehen. Thomas bestellte ihr meine telefonischen Grüße und die Nachricht, dass ich schon am späten Montagnachmittag wieder da sein würde. Ob Sabine das alles noch mitbekommen hat, weiß ich nicht, doch ich vermute, dass sie bereits im **Leberkoma** war. In der darauffolgenden Nacht zum Montag schlief ihr Bruder Andreas auf dem Sofa im Wohnzimmer, denn Sabine sollte nicht allein sein. Andreas und Thomas wechselten sich ab, sodass immer einer bei Sabine war.

Ich saß in Köln auf heißen Kohlen, musste ich doch am Montag unbedingt zur Arbeit. Gedanklich war ich nur bei Sabine. Wenn ich arbeitete, stand ich immer kurz nach fünf Uhr auf, so auch diesem Montag. Ich machte mich für die Arbeit zurecht und dachte daran, dass ich andere Ohrringe tragen wollte, bloß nichts Baumelndes, das Sabine wieder ins Gesicht hängen könnte. Meine Wahl fiel auf kleine silberne Creolen. Es war gegen sechs Uhr, als ich sie zur Hand nahm und öffnete, da brach an einer Creole der Steg ab. Die konnte ich also schon mal nicht mehr nehmen.

Eine Viertelstunde später klingelte mein Telefon und ich bekam sofort eine Gänsehaut, denn das konnte nichts Gutes bedeuten. Es war Thomas, der mir traurig erzählte, dass Sabine eine halbe Stunde zuvor verstorben sei. Obwohl ich geahnt oder gar gewusst hatte, dass es sehr bald passieren würde, war ich schockiert. Ich war doch schon fast auf dem Weg zu ihr. Wie konnte sie denn vorher schon gegangen sein? Doch sehr schnell schoss mir der Gedanke durch den Kopf: »Gott sei Dank, sie hat es geschafft«. War meine Creole kaputtgegangen, weil ich sie nicht mehr brauchte? War das alles nur Zufall? Alle möglichen Gedanken schossen mir wild durch den Kopf ...

Thomas berichtete mir, dass er am frühen Morgen, so gegen halb sechs, noch nach ihr geschaut hatte. Sabine hätte ruhig dagelegen und geatmet. Als Andreas eine Viertelstunde später zu Sabine gekommen war, hatte sie bereits aufgehört zu atmen.

Sabine war gegangen, sie hatte es geschafft. Ohne Kampf, ohne Schmerzen, ohne Qual. Sie war im Schlaf hinübergeglitten. Ich bin heute noch sehr dankbar dafür, dass es so human für sie gewesen ist.

Nun war ich in einer furchtbaren Situation. Ich musste zur Arbeit und durfte meinen Gefühlen keine Sekunde freien Lauf lassen. Hätte ich damit angefangen, hätte ich nicht mehr aufhören können. Also musste ich die Zähne zusammenbeißen und mich durch den Tag schleppen. Wie sinnlos, ich konnte mich keine Minute lang konzentrieren und mir ging es richtig schlecht. Aber Hauptsache, ich war körperlich anwesend, so dachte ich mehrmals zynisch und wütend.

Nach der Arbeit fuhr ich schnell nach Hause, holte meinen fertig gepackten Koffer und weiter ging es zum Bahnhof. Im Bahnhofsblumenladen fand ich eine wunderschöne zartrosa Rose, die ich für Sabine mitnahm. Während der ganzen Zugfahrt verbat ich mir sämtliche Gefühlsregungen, ich hätte sonst völlig die Fassung verloren. Dann war es soweit, der Zug erreichte Hannover und Thomas wartete auf dem Bahnsteig. Er nahm mich in die Arme und da öffneten sich bei mir alle Schleusen. Ich weinte und weinte und konnte lange nicht mehr damit aufhören.

Wie Sabine es sich gewünscht hatte, war sie zu Hause aufgebahrt. Ich hatte schreckliche Angst davor, sie so sehen zu müssen. Gleichzeitig wünschte ich mir, mit ihr allein zu sein. Sie sah ganz gelöst aus, friedlich, als schliefe sie. Ich legte ihr meine Rose in die Hände und verabschiedete mich von ihr. Dann legte ich ihr noch meinen bunten Schal um, den sie vor wenigen Tagen so bewundert hatte.

Spätabends wurde Sabine vom Beerdigungsinstitut abgeholt. Man hatte auf mich gewartet, damit ich Gelegenheit bekam, sie noch einmal zu sehen, um ihr Adieu zu sagen. Als Sabine dann aus ihrem geliebten Haus getragen wurde, überkam mich wieder ein Weinkrampf.

In den kommenden Tagen musste die Beerdigung geplant werden. Da Sabine sich eine Erdbestattung gewünscht hatte, die sehr rasch nach dem Tod erfolgen muss und weil überdies das Osterwochenende nahte, musste jetzt in kürzester Zeit sehr viel erledigt werden: Die Anzeige schalten, eine Grabstelle aussuchen, den Redner organisieren und einen Sarg bestellen, Karten verschicken, ein Lokal für das Essen nach der Beisetzung auswählen ... Thomas, Andreas und ich kamen in dieser Zeit nicht zum Nachdenken oder zum Fühlen, wir versuchten einfach, alles zu erledigen. Und wieder musste ich anschließend nach Köln zurückfahren, um am Ostermontag zurückzukommen.

Sabine wurde am Dienstag nach Ostern beigesetzt. Es waren viele Trauergäste gekommen, um sich von ihr zu verabschieden. Ein schöner und würdiger Abschied, genauso, wie Sabine es sich gewünscht hatte. In den darauffolgenden Tagen gingen zahlreiche Geldspenden ein und es kamen ungefähr 3.000 Euro zusammen, die wir später an die von Sabine benannten Organisationen überwiesen.

Zwischen Trauer und Glück

Zwei Tage nach Sabines Beerdigung fuhr ich wieder zurück nach Köln und stürzte mich in den Alltag. Kinder, Tiere, Arbeit, alles war in den letzten Wochen zu kurz gekommen. Das Pendeln zwischen Köln und Neustadt hatte mich viel Kraft gekostet.

Ich sehnte mich nach Abstand von dem eben Erlebten. Ich hatte nicht nur eine Freundin verloren, sondern musste auch mit Thomas' Trauer zurechtkommen. So viele ambivalente Gefühle! Mit Thomas telefonierte ich täglich. Jeder von uns beiden war in seiner persönlichen Trauer gefangen. Dennoch spürten wir oft Sehnsucht nacheinander.

Wir waren uns einig, dass uns ein Tapetenwechsel für ein paar Tage guttun würde und entschlossen uns, gemeinsam eine Woche am Bodensee zu verbringen. Anfang Mai fuhren wir los. Diese gemeinsame Zeit gab uns Gelegenheit, immer wieder über das Erlebte zu sprechen. Das half uns ein Stück weit, die Trauer um Sabine zu durchleben und gleichzeitig erkannten wir, wie eng uns die letzten Monate schon zusammengebracht hatten.

In den Wochen, in denen Sabine mit dem Tod gekämpft hatte, hatten unsere Gefühle füreinander kein Thema sein dürfen. Wir hatten uns permanent zerrissen gefühlt zwischen Trauer, schlechtem Gewissen, Sehnsucht ... Doch nun fühlten wir beide überdeutlich neben der Trauer um Sabine, die wir jeder für sich und auch miteinander durchlebten: Wir gehörten zusammen. Ich konnte jetzt zulassen, was ich in einem Winkel meines Herzens schon länger gespürt hatte: Thomas war der Mann für mich. Ich liebte wieder – und ich wurde geliebt.

Dass wir nun zusammen waren und wie es dazu gekommen war, darüber sprachen Thomas und ich jetzt häufig. Nach und nach kristallisierte sich dabei heraus, dass vieles kein Zufall gewesen war. Sabine hatte wohl schon im Sommer 2012 einen Plan ersonnen, das wurde uns immer klarer. Sie hatte Situationen geschaffen, in denen wir uns näherkommen sollten. Die Oldtimerfahrt war der erste für Thomas und mich geplante »Zufall«, bei dem wir uns schon ganz am Anfang meines Besuchs in Neustadt beschnuppern sollten. Ich erfuhr jetzt auch von Sabines Bruder Andreas, dass Sabine damals auf Sylt mit ihm über ihre Wünsche gesprochen hatte. Andreas erzählte mir nun, dass Sabine ihm damals gesagt hatte, dass sie gern mich als ihre »Nachfolgerin« sehen würde.

Das zu wissen, gibt mir auch heute noch das Gefühl, es richtig gemacht zu haben. Thomas und ich liebten einander. Wir konnten damit in gewisser Weise auch noch Sabines Wunsch erfüllen, obwohl sich das zwischen uns schon vor Sabines Tod schneller entwickelt hatte, als wir alle drei manchmal aushalten konnten. Das hatte unser dreier Leben in manchen Momenten schmerzhaft überschattet.

Zwar wollten wir uns in Neustadt noch nicht als Paar blicken lassen, aber bei mir in Köln war es möglich. Ein herrliches Gefühl!

Mein Sohn Julian hatte in all dem Trubel sein Abitur mit guten Noten bestanden und lud Thomas zu seiner Abi-Feier ein. Es fühlte sich gut und richtig an, als wir dabei zum ersten Mal als Paar auftraten.

Kurz darauf konnten wir auch meinen 47. Geburtstag miteinander feiern. Am selben Tag flog Julian nach London, denn Jürgen und ich hatten ihm eine Sprachreise zum Abitur geschenkt. Zwei Tage später war für Thomas und mich der Jahrestag unseres Kennenlernens. Was war in diesem zurückliegenden Jahr alles geschehen – unglaublich!

Abschied von Tina – und eine schwierige Entscheidung in meinem Leben

Nun hatte ich auch wieder mehr Zeit, mich um Tina zu kümmern. Sie war die ganze Zeit mit in meinem Leben gewesen, auch wenn ich in meinem Hin- und Herhasten zwischen zwei Welten viel zu wenig Zeit für sie gehabt hatte. Doch ich hatte an sie gedacht, mich gesorgt. Denn Tina ging es schlecht. Sie hatte viele Lebermetastasen und schon mehrere Chemotherapien durchgestanden. Sie konnte und wollte nicht mehr, schrieb sie mir schließlich, denn es ging ihr immer schlechter. Im September musste sie ungeplant ins Krankenhaus, denn sie hatte mit *Aszitis* und Gallenproblemen zu kämpfen. Nach der Behandlung ging es ihr deutlich besser und durfte auch wieder nach Hause. Tina bekam danach keine Chemo mehr.

Am 23. September erreichte mich eine traurige SMS von ihrem Mann. Tina hatte ihre Augen für immer geschlossen. Und wieder hatte ich eine liebe Freundin verloren. Ich konnte tagelang nicht aufhören zu trauern. Es tut mir heute noch weh, dass wir es nicht mehr geschafft haben, uns noch einmal zu sehen. Tina war meine Seelenverwandte, ihre letzten SMS habe ich heute noch. Und Didla, mein Reha-Teddy, von ihr liebevoll zu Ende genäht, sitzt immer noch auf meinem Bett.

Julian hatte inzwischen sein duales Studium bei Bayer in Leverkusen begonnen. Was war ich stolz auf ihn! ich wusste, Sabine hätte das auch sehr gefallen. Frederik war noch dabei, sich auf sein Abitur im nächsten Frühjahr vorzubereiten.

Thomas und ich führten nun eine Fernbeziehung. Wir hatten beide oft Sehnsucht nacheinander. Und immer häufiger befassten wir uns mit der Idee, dass ich meine Zelte in Köln abbrechen und zu ihm ziehen könnte. Die Jungs, nun 17 und 18 Jahre alt, würden bald eigene Wege gehen. Was hielt mich noch am Rhein? Meiner Gefühle für Thomas war ich mir sehr sicher, so sicher, wie noch bei keinem Mann zuvor. Allerdings hatte ich wegen meiner langjährigen Zugehörigkeit zur Uniklinik eine Kündigungsfrist von sechs Monaten.

Schon bald war aus der Idee ein konkreter Plan entstanden. Um im März 2014 zu Thomas ziehen zu können, musste ich bereits Ende September 2013 meine Arbeitsstelle kündigen. Ich würde damit einen sicheren Arbeitsplatz aufgeben und eine Tätigkeit, die mir immer viel Freude und Erfüllung gebracht hatte. Ende September hatte Thomas Geburtstag – wir feierten ihn gemeinsam und trafen die Entscheidung. Ich hatte viel darüber nachgedacht und mit Thomas, meinen Kindern, meiner Freundin Andrea, mit Torsten und Jürgen gesprochen, die Für und Wider bedacht. Nach vielem Nachdenken und zahlreichen schlaflosen Nächten reichte ich Ende September meine Kündigung ein.

Es war ein gewagter Entschluss, ich setzte alles auf eine Karte – und ich gab einiges auf. Doch eines hatte mich meine Erkrankung gelehrt: Ich wollte leben, lieben und lachen. Ich wollte das an erste Stelle stellen, was mir wirklich wichtig war. Und das war meine Liebe. Das tägliche Zusammensein mit Thomas.

Ich begann, die Stellenanzeigen in der Hannoverschen Allgemeinen Zeitung regelmäßig zu studieren. Recht bald wurde ich entmutigt, denn ich fand keine Anzeigen, in denen eine MTA gesucht wurde. Und ich fand erst recht keine Teilzeitstellen. Eine Arbeit in Vollzeit hätte ich jedoch nicht mehr bewältigen können. Ich war in vielerlei Hinsicht nicht mehr so belastbar wie früher. Meine Krebsbehandlung hatte mir das Leben gerettet, doch auch ihre Spuren hinterlassen. Schon davor hatte sich bei mir eine chronische Colitis entwickelt, die ich nur mit Cortison in einem erträglichen Maß halten konnte. Allein wegen der zugehörigen Symptome hätte ich keinen ganzen

Arbeitstag durchstehen können. Dazu kamen auch noch erhebliche, schmerzhafte Verschleißerscheinungen an der Wirbelsäule.

Ich erkannte bald, dass ich mich auch um Alternativen kümmern musste, und so bewarb ich mich bei mehreren Onkologen, die gerade eine Arzthelferin suchten. Dabei machte ich eine bemerkenswerte Erfahrung: Wenn ich in meinem Bewerbungsschreiben meine Brustkrebserkrankung erwähnte, bekam ich nicht einmal eine Antwort. Es war unglaublich, denn gerade öffentliche Arbeitgeber werben in ihren Stellenausschreibungen damit, dass Schwerbehinderte bei gleicher Eignung bevorzugt eingestellt würden. Von wegen – nichts als heiße Luft, leere Phrasen.

Von nun an verschwieg ich meine Erkrankung und, siehe da, ich bekam eine Teilzeitstelle in der Mikrobiologie in einem Privatlabor angeboten. Ich freute mich riesig, dachte ich doch, ich hätte alles auf einen guten Weg gebracht.

Zunächst waren aber noch einige Monate in Köln zu überstehen. An den Wochenenden fuhr ich nun regelmäßig zu Thomas nach Neustadt. Dort zeigten wir uns nach und nach nun auch als Paar.

2013 – ein dramatisches Jahr klingt aus

Doch der Krebs blieb im Leben. In meinem – und in dem der Menschen um mich herum. Im Herbst ging es Susanne zunehmend schlechter. Jürgen und sie hatten sich vor einiger Zeit getrennt, denn Susanne litt unter starken Persönlichkeitsveränderungen. Nach den Hirnmetastasen waren auch Metastasen im zentralen Nervensystem aufgetreten, die zu einer zunehmenden Lähmung der unteren Gliedmaßen führten. Deshalb brauchte Susanne schließlich auch einen Rollstuhl.

Der kleine Felix, Susannes und Jürgens Sohn, war inzwischen fast zwei Jahre alt, ein hübscher, lebendiger und gesunder kleiner Kerl. Er lebte bei Jürgen, ganz in der Nähe von Susanne. Sie konnte den Kleinen häufig sehen, allerdings wegen der Persönlichkeitsveränderungen immer nur im Beisein eines Mitarbeiters vom Jugendamt. Es gab nun nichts mehr, was ihren Krebs aufhalten konnte und Susanne galt unter medizinischen Gesichtspunkten als austherapiert.

Seit ihrer Brustkrebsdiagnose hatte Susanne immer wieder auch auf alternative Behandlungsmethoden vertraut. Sie versuchte vieles, zum Beispiel *Vitamin-C-Infusionen, Misteltherapie* und so manches andere aus der Komplementärmedizin. Leider hat es ihr nicht den erhofften Erfolg gebracht.

Besonders beeindruckend empfand ich, dass sie ihr Leben immer noch in vollen Zügen genoss. Sie ließ sich von Freunden mit dem Rollstuhl durch den Park fahren und an Silvester 2013 lud sie Gäste zu sich nach Hause ein. Susanne kostete das Leben bis zum letzten Atemzug aus. Dafür zolle ich ihr großen Respekt.

Ich selbst verbrachte Silvester bei Thomas. Wir schickten Raketen in den Himmel mit Gedanken und Grüßen an Sabine, aber auch Wünschen für die Kinder und uns selbst, Grüße an meine Mutter und Thomas verstorbenen Vater, an Tina und einige andere liebe Menschen, die ich an den Krebs verloren habe. Das tun wir seitdem jedes Jahr zu Silvester.

Das Jahr klang aus, mit viel Emotionen: Wir dachten mit Trauer an Sabine, die im gerade beendeten Jahr hatte gehen müssen. Doch wir fühlten gleichzeitig auch Glück: Wir waren endlich vereint, die Sehnsucht nacheinander hatte ein Ende. Mein Umzug stand vor der Tür.

Die Jungs waren wie all die Jahre zuvor unterwegs auf den deutschen Mannschaftsmeisterschaften im Schach, bei Bremen. Wie immer waren sie am zweiten Weihnachtsfeiertag losgefahren und blieben bis Silvester. Und wie immer belegten sie vordere Plätze in ihrer jeweiligen Startgruppe.

Zu Beginn des neuen Jahres, am 6. Januar, fand Jürgen Susanne in ihrem Bett. Sie war verstorben. Sie starb einen gnädigen Tod, vermutlich ausgelöst durch eine **Lungenembolie**. Für sie wäre es schlimm gewesen, in eine Pflegeeinrichtung gehen zu müssen. Doch in ihrem Zustand wäre das wohl sehr bald nötig geworden, ihr Tod hatte ihr das erspart.

Jetzt hatte der kleine Felix keine Mutter mehr. Jürgen hatte ihm noch Gelegenheit gegeben, sich von seiner toten Mutter zu verabschieden.

Nach wie vor habe ich das Leben des Kleinen mit im Blick, verfolge seine Entwicklung mit großem Interesse. Jürgen liebt ihn sehr, gibt sich Mühe und unternimmt viel mit ihm. Und es ist erstaunlich, an was so kleine Knirpse sich erinnern: Felix weiß noch genau, welches Spielzeugauto seine Mutter ihm geschenkt hat, obwohl er bei ihrem Tod erst zwei Jahre alt gewesen war.

Auf zu neuen Ufern: Neustadt, ich komme!

Wenige Tage nach Silvester musste ich nach Köln zurück. Für mich ging es nun auf die Zielgerade. Ich sammelte fleißig Überstunden und Urlaubstage, um möglichst früh meine Arbeit in Köln beenden zu können, denn ein neues Leben wartete auf mich. Meine Wohnung hatte ich zu Ende März 2014 gekündigt – in der zweiten Märzhälfte würden also Auszugsaktivitäten beginnen.

Doch zuerst einmal begann in Köln eine große »Wohnungs-tausch-Aktion«: Jürgen zog mit dem kleinen Felix in Susannes Wohnung ein, die größer als seine alte war. Jürgens kleine Wohnung bekam Julian. Und Frederik, gerade 18 geworden und mitten in den Abiturklausuren, würde künftig mit bei seinem Vater Jürgen und dem kleinen Felix wohnen. Ich war zufrieden mit der Planung für die Jungs, alles passte.

Mein letzter Arbeitstag war der 18. März. Ein bisschen wehmütig war ich schon, als ich nach mehr als 20 Jahren dort Abschied feierte und danach meine Kittel, Schlüssel und die ID-Karte abgab.

So viel Neues wartete auf mich: Zuerst waren meine zehn roten Zwerggarnelen umgesiedelt worden. Dafür hatte ich sie mit dem Kescher eingefangen und sie mitsamt dem heimatlichen Aquarienwasser in eine Plastiktüte gegeben. Dieses mobile Aquarium kam in einen kleinen Handkoffer und dann gingen wir auf die Bahnreise Richtung Hannover. Wir sind alle gut angekommen, keine Garnele und kein Tropfen Wasser ist verloren gegangen. Die roten Zwerge zogen in ihr neues Heim, ein schon Wochen zuvor eingerichtetes neues Aquarium.

Dann zogen Kater Samson, Katze Sandy und Kaninchenopa Ben nach Neustadt um. Auf seiner Fahrt von Köln nach Neustadt veranstaltete Samson ein unglaubliches Theater, er schrie in seiner Transportbox und rüttelte an den Gitterstäben, sodass wir schließlich kapitulierten und ihn in unserer Not in Bielefeld in eine Tierklinik brachten. Es wäre nicht weitergegangen, denn ich war nervlich am Ende und Samson hyperventilierte bereits. Wie hätte Thomas mit solchen Passagieren sicher fahren sollen? Also wurde Samson erst einmal dort zwischengeparkt und wir fuhren ohne ihn ins neue Zuhause. Am Abend holte Thomas ihn dann ab. Diese Fahrt lief – anders als befürchtet – problemlos. Vielleicht lag es auch daran, dass wir dafür eine größere Box organisiert hatten.

Nachdem alle Tiere umgezogen waren, ging es mit den Menschen weiter. Drei Umzüge standen an: Julian zog als Erster aus. Thomas und Torsten packten kräftig mit an und nach einem Tag war mein Ältester in seiner ersten eigenen Wohnung. Am nächsten Tag brachten wir Frederiks Sachen in sein schönes großes Zimmer in Jürgens neuer Wohnung. Am Samstag schließlich war ich an der Reihe. Die vergangenen Tage hatten mich viel Kraft gekostet. Schon morgens war ich total fertig und übermüdet, mein Rücken tat höllisch weh und meine vom Lymphödem geplagte Hand war dick angeschwollen und schmerzte. Zum Glück hatten wir neben Torsten noch einige Helfer, die extra aus Neustadt angereist waren: Ariane und Peter waren zur Stelle, auch Sandra mit ihrem Mann Toni.

Am späten Nachmittag hatten wir es geschafft. Die Wohnung war leer, die Autos und Anhänger vollgepackt und meine Umzugsfahrt nach Neustadt begann. Während wir in Köln zu tun hatten, war Thomas' Mutter in Neustadt und kümmerte sich um die Tiere. Gegen Mitternacht kamen wir nach einer langen und anstrengenden Fahrt erschöpft, aber glücklich an. Ich war nun in meinem neuen Zuhause.

In meinen ersten Tagen in Neustadt tat mir alles furchtbar weh: Ich hatte Muskelkater, mein Rücken schmerzte, meiner Hand ging es auch nicht besser. Wegen der Umzugsvorbereitungen war ich seit drei Wochen nicht mehr bei der Lymphdrainage gewesen – das rächte sich jetzt.

Samson und Sandy fiel es schwer, sich einzugewöhnen. Das wunderte mich nicht, weil Katzen sehr auf ihre gewohnte Umgebung fixiert sind und sich nur langsam an ein neues Revier anpassen können. Samson, mein geliebter Tigerkater, wurde sogar krank. Er bekam wenige Tage nach dem Umzug eine Rachenentzündung. Wir sahen, wie ihm der Speichel in Rinnsalen aus dem Maul lief und fuhren gleich mit dem armen Kerl zum Tierarzt im Nachbardorf. Dieser bestätigte unsere Vermutung und Samson bekam ein Antibiotikum. Ihm ging es zum Glück schnell wieder besser.

Schließlich mussten wir noch einmal für die Wohnungsübergabe an den Vermieter nach Köln. Wir hatten einen Maler beauftragt, in der Zwischenzeit die nötigen Verschönerungsarbeiten vorzunehmen. Er hatte gute Arbeit geleistet, die Wände sahen tipptopp aus. Dennoch, das gründliche Putzen war nicht ohne: Meine Hand schmerzte am Ende wieder höllisch und schwoll zusehends an. Doch endlich war auch die Übergabe erledigt. Nun hatte ich in Köln kein Dach mehr über dem Kopf. Alles hatte wie geplant funktioniert. Total geschafft fuhren wir abends nach Neustadt – in mein neues Zuhause.

Dort warteten immer noch Dutzende voller Umzugskartons. Wichtiger war nun aber erst einmal mein schmerzendes Lymphödem. Die Hand war total angeschwollen, Knöchel, Sehnen und Adern waren im Gewebe verschwunden. Wir bekamen eine Physiopraxis im Nachbardorf empfohlen, wo ich sofort um einen Termin bettelte, egal, wann und bei wem. Ich hatte Glück und konnte bereits am nächsten Tag kommen. Es sollte aber noch Monate dauern, bis meine Hand wieder normal aussah. Seitdem bin ich Dauergast in dieser Praxis und habe dort auch sehr nette private Kontakte zu den Therapeutinnen geknüpft.

Ich wohnte nun in dem Haus, in dem Sabine gelebt hatte. Dadurch war sie mir immer sehr präsent. So vieles erinnerte mich an sie. Um ihr Grab auf dem Friedhof im Nachbardorf kümmerten sich Thomas und ich von Anfang an gemeinsam. Oft schaute ich bei ihr vorbei und berichtete ihr in einem stummen Zwiegespräch, was gerade passierte.

Ich hatte nun noch vier Wochen Zeit, um mich in meinem neuen Heim einzuleben, denn meine künftige Arbeit sollte ich Anfang Mai beginnen. Leider hatte ich mich in meiner Euphorie auf ein unmögliches Arbeitszeitmodell eingelassen. Zwar hatte ich eine 20-Stunden-Stelle, sollte aber jeweils abwechselnd eine Woche Vollzeit, also 40 Stunden, und eine Woche gar nicht arbeiten. Konnte ich das schaffen? Ich machte mir inzwischen viele Gedanken darüber. Würde ich das alles schaffen?

Doch zunächst hatte ich noch eine andere Hürde zu nehmen, ich musste wieder Auto fahren. In Köln hatte ich kein Auto gebraucht, doch hier im 50-Seelen-Örtchen war ein Auto kein Luxus, sondern unabdingbar. Zwar hatte ich mit 21 Jahren meinen Führerschein gemacht, aber nie selbst ein Auto besessen und ich hatte auch nur sehr selten andere Autos gefahren. Mit anderen Worten, ich musste das Fahren nochmal lernen. Also nahm ich Fahrstunden. Nach einigen Übungsstunden war es dann soweit: Wir kauften einen blauen VW Polo mit Automatikgetriebe für mich, mein erstes eigenes Auto. Bis ich sicher und angstfrei fahren konnte, sollte ich aber noch einige Zeit brauchen.

Dann war Thomas' Urlaub zu Ende, er musste wieder täglich zur Arbeit. Ich konnte wenig mit meiner vielen freien Zeit anfangen. Noch hatte ich nur wenige Kontakte in meinem neuen Umfeld und eigene Hobbies waren auch erst im Entstehen. In meinem bisherigen Leben hatten meine Arbeit und die Kinder meine Zeit bestimmt. Ich sehnte mich nach den Jungs, telefonierte oft mit ihnen. Auch wenn sich mit Thomas alles richtig anfühlte – ich spürte, dass ich in der Beziehung mit ihm dort angekommen war, wo ich gefühlsmäßig immer hingewollt hatte –, so war doch ansonsten alles hier noch sehr fremd für mich.

Also fieberte ich meiner neuen Arbeitsstelle entgegen, hatte aber auch ein bisschen Bammel: Was würde mich dort erwarten? Nette Kolleginnen? Anspruchsvolle Arbeit?

Meine ersten Niederlagen ...

Am 2. Mai war es soweit – mein erster Arbeitstag am neuen Platz! Der Start lief leider nicht so gut: Pünktlich war ich zur Stelle, wurde aber von den anderen Mitarbeitern mehr oder weniger ignoriert. Die leitende MTA hatte an diesem Tag frei, die Ärztin kam erst später – und alle anderen kümmerten sich nicht um mich. Da war mir echt komisch zumute. Ich hatte gehofft, man würde sich über die Verstärkung durch mich freuen, doch der kühle Empfang ließ eher vermuten, dass man mich als Störfaktor betrachtete. Heute ist mir klar, warum mein Start so unfreundlich verlief. Nach einiger Zeit erfuhr ich nämlich von einer Kollegin, dass ich als besonders erfahren und qualifiziert angekündigt worden war. Dazu kommt, dass in niedergelassenen Laboren oft Hierarchien bestehen. Aus Kostengründen werden nur sehr wenige examinierte MTA beschäftigt, das Personal setzt sich vor allem aus Biologielaboranten und Biologisch-technischen Assistenten zusammen, die aber schlechtere Lohngruppen und weniger Befugnisse als die MTA haben. Und nun kam ich daher, aus einem renommierten Uniklinik-Labor, mit langjähriger Erfahrung und war dazu noch eine »richtige MTA«. Das musste ja schiefgehen!

Das Labor war recht gut ausgestattet, mit modernen Geräten, wie ich sie von meinem Kölner Institut kannte. Doch die Arbeit selbst war viel eintöniger als an meiner bisherigen Arbeitsstelle, die Abläufe umständlich und fragwürdig. Das machte alles keinen richtigen Spaß. Darüber hinaus stellte sich schnell heraus, dass ich die 40-Stunden-Woche überhaupt nicht so bewältigte, wie ich gehofft hatte: Ich schaffte es einfach nicht, den ganzen Tag lang konzentriert zu bleiben.

Dazu kam, dass meine Hand noch immer geschwollen war und schmerzte. Da ich meine Krebserkrankung und die Schwerbehinderung beim Einstellungsgespräch aus gutem Grund verschwiegen hatte, versuchte ich ständig, meine geschwollene Hand im Kittelärmel zu verstecken. Auf Dauer war das natürlich keine Lösung.

Wegen meiner Colitis-Schübe traute ich mich auch nicht, tagsüber ordentlich zu essen. Das bewirkte natürlich, dass ich ständig unterzuckert war und mich nicht mehr richtig konzentrieren konnte. Zum Feierabend fühlte ich mich deshalb körperlich und geistig vollkommen ausgepowert.

Meine arbeitsfreien Wochen waren zwar für mich sehr angenehm, erzeugten aber offenbar viel Neid bei meinen Kolleginnen. Hinzu kam, dass ich häufig wichtige Informationen aus dem Arbeitsumfeld nicht mitbekam. Unter diesen Voraussetzungen wurde es unmöglich, mich zu integrieren. So kam es, wie es kommen musste: Nach sechs Wochen hatte ich eine Auseinandersetzung mit einer Kollegin. Sie warf mir vor, ich hätte keine Lust zum Arbeiten, wäre nicht bereit, dazuzulernen und so weiter. Das wiederum brachte bei mir das Fass zum Überlaufen und so suchte ich das Gespräch mit meinen Vorgesetzten, denn ich fühlte mich zu Unrecht kritisiert. In den zurückliegenden sechs Wochen hatte ich effektiv ja nur drei Wochen gearbeitet und das mit einwöchigen Unterbrechungen. Wie hätte ich dabei denn schon alle Arbeitsabläufe kennen und beherrschen sollen?

Bei den Vorgesetzten fand ich keinerlei Unterstützung – und mein Job war nach diesem Gespräch für mich Geschichte. Wenn ich eins durch die Krankheit gelernt hatte, dann, dass ich mich nicht mehr einem derartigen Stress aussetzen wollte und erst recht nicht in einer solchen Arbeitsatmosphäre. Ich war maßlos enttäuscht, traurig und wütend zugleich.

In den folgenden Wochen war ich wie gelähmt. Zum ersten Mal im Leben war ich arbeitslos. Natürlich hatte ich mich gleich bei der

Arbeitsagentur gemeldet und bekam sofort Arbeitslosengeld, doch das Nichtstun bedrückte mich.

Zum Glück kamen aus Köln viel bessere Nachrichten: Frederik hatte sein Abitur mit guten Noten bestanden. Darüber war ich unendlich froh. Wenigstens das hatte funktioniert. Nun waren beide Jungs endgültig dabei, erwachsen zu werden. Die Kinder nicht groß zu bekommen, das war nach meiner Diagnose über so lange Zeit meine größte Sorge gewesen. Diese Angst fiel nun von mir ab.

Meine schreckliche Diagnose lag inzwischen schon über fünf Jahre zurück. Ich konnte optimistisch in die Zukunft blicken. Auch meine unspezifischen Ängste vor Metastasen ließen immer mehr nach. Das wurde mir direkt nach dem Umzug klar: Als ich noch in Köln gelebt hatte, hatte mein Hausarzt alle drei Monate einen Oberbauch-Ultraschall gemacht und die Tumormarker bestimmt. Diese Untersuchungen hatten mir immer wieder Halt und ein sicheres Gefühl gegeben. Mit meinem Umzug war das nun nicht mehr möglich, denn ich hatte noch keinen neuen Hausarzt. Zu meiner Überraschung wurde mir klar, dass ich diese Stützen gar nicht mehr brauchte. Hatte ich inzwischen das Vertrauen in meinen Körper zurückgewonnen? die damit verbundene Freiheit zu spüren, tat mir unwahrscheinlich gut.

Meinen Gynäkologen und meinen Zahnarzt, beide in Köln, wollte ich aber unbedingt behalten, denn ich vertraute ihnen uneingeschränkt. Und so fahre ich auch heute noch für meine regelmäßigen Untersuchungen zu diesen Ärzten.

... und neue Leidenschaften

Ich fühlte mich unausgelastet in diesem Sommer. So las ich dutzende Bücher, Romane, Sachbücher, einfach alles, was mir in die Hände fiel. Dabei stieß ich in einem Krimi auf eine Szene, in der eine Seifensiederin ihre Arbeit detailliert beschrieb. Das faszinierte mich sofort, zumal mich handgemachte Naturseifen schon immer begeistert hatten.

Ich wollte das auch ausprobieren und selbst Seifen herstellen. So schwer konnte das doch nicht sein! Mit Informationen aus dem Buch einer professionellen Seifensiederin startete ich. Dann fand ich auch im Internet viele hochinteressante Informationen über das Seifenmachen.

Erfahrungen im Labor hatte ich ja ausreichend, so hatte ich auch überhaupt keine Hemmungen, mit den erforderlichen Zutaten umzugehen, zu denen auch einige Chemikalien gehören. In der Waschküche unseres Hauses entstand sehr schnell eine erste einfache Seifenküche. Ich erinnere mich noch gut, wie gespannt ich auf meine allererste eigene Seife war. Sie gelang! Das war der Startschuss für ein neues Hobby, das mich seitdem nicht mehr losgelassen hat. Hunderte von Seifenstücken später hat sich meine Leidenschaft für die Naturkosmetik noch mehr verstärkt. Ich rührte bald auch hochwertige Cremes und Lotionen, stellte Shampoos und pflegende Badezusätze her. Das meiste für unseren eigenen Bedarf, wobei ein Stück edle Seife auch oft ein schönes Geschenk ist. Und Thomas hatte dann zu Weihnachten 2014 ein ganz besonderes Geschenk für mich: Eine richtige Seifenküche mit neuen Möbeln, großer Arbeitsfläche, einem Kühlschrank und einem Herd entstand im Keller, wo ich bis dahin immer sehr provisorisch gewerkelt hatte.

Zum Jahresende 2014 stellte ich einen Rentenantrag bei der Deutschen Rentenversicherung. Mein Betreuer von der Arbeitsagentur hatte mir dieses nahegelegt, weil es aussichtslos erschien, in unserer Region eine MTA-Stelle in Teilzeit zu finden.

Das Jahr ging zu Ende und ich zog wieder einmal Bilanz: Ich hatte den Brustkrebs nun um 5 ½ Jahre überlebt und war mit meiner großen Liebe zusammen. Die Jungs waren nach wie vor in Köln, wo Julian sich erfolgreich durch sein duales Studium kämpfte. Frederik leistete ein Freiwilliges Soziales Jahr im Hort einer Montessori-Schule. Ich vermisste die beiden sehr.

Kurz nach Weihnachten nahm Frederik wieder an den traditionellen Mannschaftsmeisterschaften im Schach teil. Das weckte die Erinnerung daran, wie sehr Sabine zwei Jahre zuvor bei diesem Turnier mitgefiebert hatte.

Silvester verlebten wir mit Sandra, ihrem Mann Toni und einigen anderen Bekannten im neuen gemeinsamen Zuhause. Wir feuerten wieder Raketen ab, eine von ihnen für Sabine. ich schaute dem funkelnden Sternenregen nach: Was würde uns das Jahr 2015 wohl bringen?

Das Jahr 2015 – Auf und Ab im neuen Leben

Zunächst hielt es zwei Gutachtertermine für mich bereit, die von der Rentenversicherung angesetzt worden waren. Ich musste zu einer Allgemeinmedizinerin und zu einer Psychiaterin. Was sagt man da? Wie erscheint man dort? Verlottert oder aufgedonnert? Da ich es nicht wusste, entschied ich mich für »weder noch«. Es waren unangenehme Termine und das Ergebnis der Untersuchungen erfuhr ich erst einmal nicht. Beide Gutachterinnen hatten ein Pokerface aufgesetzt und mir blieb nichts übrig, als auf einen Bescheid der Rentenversicherung zu warten. Überhaupt nichts zu wissen, machte mich fertig, zumal auch mein Arbeitslosengeld im Sommer auslaufen würde.

Bis Juli musste ich mich gedulden, dann hatte ich den heiß ersehnten Bescheid im Briefkasten. Darin stand, dass ich eine Teilerwerbsminderungsrente bekommen würde, was bedeutet, dass ich als teilarbeitsfähig im Bereich von täglich drei bis sechs Stunden eingestuft wurde. So hatte ich mich auch selbst eingeschätzt. Wegen der hiesigen Arbeitsmarktsituation (keine Teilzeitstellen für MTA) bekam ich dennoch eine volle Erwerbsminderungsrente, die sogenannte Arbeitsmarktrente, auf zwei Jahre befristet.

Aus Neugier forderte ich bei der Rentenversicherung meine beiden Gutachten an. Es war kaum zu glauben, was man mir darin bescheinigt hatte: Beide Untersuchungen schlossen mit der Einschätzung, dass ich uneingeschränkt arbeitsfähig sei. Umso größer war meine Freude, als ich erkannte, dass die Rentenversicherung diesen Gutachten überhaupt nicht gefolgt war und mir einen Rentenanspruch anerkannt hatte.

Ab sofort galt aber auch, dass ich nur noch 450 Euro monatlich, so viel wie in einem Minijob, dazuverdienen durfte. Wieder stöberte ich in den Stellenanzeigen und wurde schnell fündig. Eine niedergelassene Augenärztin in Hannover suchte eine Helferin für gut zehn Stunden in der Woche. Ich bewarb mich dort und wurde zu meiner großen Freude genommen. Von Montag bis Donnerstag fuhr ich nun mit dem Auto und der Bahn nach Hannover, um zwei bis drei Stunden in der Praxis zu sein. In die neuen Aufgaben hatte ich mich schnell eingefunden und es machte mir Spaß. Meine Kollegin war mir sehr sympathisch und die Patienten auch.

Mit der Zeit wurde mir aber leider klar, welches Missverhältnis zwischen meiner Fahr- und Arbeitszeit einerseits und meinen Fahrtkosten und dem Arbeitslohn andererseits bestand.

Mein ernüchterndes Fazit: Für 430 Euro minus hundert Euro Fahrtkosten im Monat war ich wöchentlich knapp 20 Stunden unterwegs. Sechs Monate lang biss ich die Zähne zusammen, denn ich versprach mir davon, meinen beruflichen Lebenslauf um zusätzliche Qualifikationen ergänzen zu können. Dann aber warf ich das Handtuch.

Meine Jobsuche konzentrierte ich jetzt auf die Umgebung von Neustadt. Mit meinen frisch erworbenen Kenntnissen über die Praxisorganisation und meinem hervorragenden Zeugnis von der Augenärztin musste hier doch etwas zu finden sein. Weit gefehlt!

Auf etliche Stellenangebote hatte ich mich beworben, doch es war furchtbar enttäuschend. Manchmal hieß es, ich sei überqualifiziert, dann wieder sollte ich für den gesetzlichen Mindestlohn von 8,50 Euro pro Stunde qualifizierte Tätigkeiten wie Blutentnahmen und Laborarbeiten ausführen. Es gab sogar Stundenmodelle, bei denen ich den Mindestlohn überhaupt nicht erreicht hätte. Ich konnte es nicht fassen: So wenig Wertschätzung meiner Kenntnisse und Fertigkeiten! Dies nagte sehr an mir und meine Selbstzweifel wuchsen stetig. Ich fühlte mich so unzulänglich!

Hinzu kam in dieser Zeit, dass ich eine unbändige Wut wegen der offensichtlichen Ungerechtigkeiten im Arbeitsleben entwickelte: Wie kann es sein, dass Fachkräfte, die während Ausbildung oder Studium viel Fachwissen aufgebaut und danach wertvolle Berufserfahrung gesammelt haben, in Minijobs zum Mindestlohn oder sogar unter diesem arbeiten müssen? Darin zeigt sich nicht nur eine eklatante Missachtung für Arbeitnehmerinnen, sondern dieses Phänomen führt obendrein dazu, dass Menschen in prekären Arbeits-verhältnissen leben müssen und direkt in die Altersarmut steuern. Immer noch bringt mich diese himmelschreiende Ungerechtigkeit sehr auf.

Eine schöne Ablenkung in diesem Jahr war zumindest unsere Ter-rassenparty mit vielen Gästen, sogar von »meinen« Kölnern waren viele dabei: Andrea mit ihrem Mann, Julian mit seiner Freundin An-nika und auch Torsten.

Silvester ließen wir wieder Raketen mit Wünschen und Gedanken steigen und feierten anschließend mit Sandra und Toni das neue Jahr.

Privat ein »Ja!« – und mein Engagement im neuen Forum

Anfang 2016 begann für mich eine Phase des Rückzugs aus dem Krebs-Kompass-Forum. Einerseits bedauerte ich das, war ich dort doch jahrelang sehr aktiv gewesen und hatte so viele liebe Menschen kennengelernt. Andererseits zermürbten mich die ständigen Querelen mit der dort mittlerweile fast alleinherrschenden Moderatorin zuneh-mend. Es wurde hier gelöscht, dort verwarnt und da User gesperrt. Gelegentlich war das Forum auch über Tage und ohne Ankündigung nicht erreichbar. Nein, das wollte ich mir nicht länger antun, denn jeder an Krebs erkrankte Mensch hat genügend andere Probleme.

Der endgültige Auslöser für den Abschied war, dass die Moderato-rin unter dem Vorwand, alte Threads zusammenzufassen, mehrere uralte Beiträge vor mein Eröffnungsposting des Mutmach-Threads geschoben hatte, der mir sehr wichtig gewesen war. Dieser Erfolgs-thread war dadurch nicht mehr mit mir als Initiatorin verbunden. Das verletzte und ärgerte mich unglaublich.

Ich wusste, dass etliche Userinnen ebenfalls Ärgerliches erlebt hatten und in ein neues, viel freundlicheres Forum abgewandert waren, das Krebs-Infozentrum (KIZ). Diesem Kreis schloss ich mich nun an und wurde mit großer Freude begrüßt. Hier gingen alle freundlich und offen miteinander um. Man durfte auch Kliniken, Ärzte und Medikamente namentlich erwähnen, was ich persönlich nach wie vor wesentlich finde. Nichts wurde in diesem Forum einfach gelöscht und niemand wurde gesperrt, wenn sein Beitrag »nicht passte«. In dieser neuen Foren-Heimat fühlte ich mich rundherum wohl.

Ich hatte nun auch wieder genug Zeit für das Engagement in einem solchen Forum. Ich begann mich mit dem Gedanken abzufinden, dass ich womöglich keine geeignete Arbeitsstelle mehr bekommen würde – und konzentrierte mich auf unser Zuhause, begann, meine privaten Interessen auszubauen. So hatten wir kurz nach meinem Umzug begonnen, einen großen Garten mit Terrasse und sicherem Katzenzaun anzulegen. Hinzu kamen etwas später noch ein Gewächshaus und ein Hochbeet. Schon immer hatte ich davon geträumt, eigenes Gemüse anzubauen und nun stand diesem Plan nichts mehr im Wege. Vom Frühjahr bis zum Herbst gab es ab sofort frisches Biogemüse von der »eigenen Scholle«, meist mehr, als wir selbst essen konnten: Leckere Tomaten, Zucchini, Salat und Gurken. Thomas' Mutter, meine Physiotherapeutinnen und Thomas' Arbeitskollegen halfen gern dabei, der Mengen Herr zu werden.

Einen anderen lang gehegten Wunsch konnte ich mir auch erfüllen: Im Mai 2016 hatte ich nach einer langen Pause endlich wieder ein großes Aquarium.

Und natürlich verfolgte ich das Leben meiner Jungs weiter aufmerksam: Anfang 2016 beendete Julian sein duales Studium mit sehr guten Noten, wurde von Bayer übernommen – und auch in der Beziehung mit seiner Freundin Annika war er nach wie vor glücklich. Frederik war sich nach dem Abitur über seinen beruflichen Weg noch unschlüssig. Lange Zeit wollte er Lehrer werden, denn der Umgang mit Kindern gefiel ihm sehr. Dann tendierte er aber zu einer Ausbildung in der Immobilienwirtschaft und jobbte nebenher. Und spielte nach wie vor begeistert und sehr gut Schach. Auch der Halbbruder meiner Söhne, der kleine Felix, entwickelte sich gut weiter. Jürgen kam als alleinerziehender Vater gut zurecht.

Es fiel mir nicht immer leicht, den »Kulturschock«, den Wechsel aus der Großstadt Köln in die Einsamkeit Niedersachsens, zu überwinden. Aber mein Beziehungsglück entschädigte mich für vieles und mittlerweile genoss ich immer wieder auch die Ruhe hier.

Im Oktober 2016 flogen wir für eine Woche nach Sizilien, in unseren Jahresurlaub. Julian und seine Freundin Annika kamen in dieser Zeit – so wie auch vorher schon einmal – als Tiersitter-Team auf den Hof, wofür wir wieder sehr dankbar waren.

Sizilien im Oktober war wunderschön: Es war warm, aber nicht mehr heiß, alles blühte noch, wir konnten im Meer baden, weil das Wasser die Wärme des Sommers gespeichert hatte. Ich fühlte mich wie in einem wunderbaren Traum. Natürlich bestaunten wir den Ätna, der, so lernten wir, eigentlich **die** Ätna ist. Der Vulkan ist für die Sizilianer nämlich eine Frau. Wir schauten uns die Städte Messina, Catania und Syrakus an.

An einem dieser warmen Abende, wir saßen bei Kerzenlicht und einem Glas Rotwein auf unserer Hotelterrasse hoch über dem Meer, in der Luft lag der Duft von Jasmin, stellte mir Thomas die Frage: »Möchtest du mich heiraten?«

Ich war ergriffen. Ja! Ja, ich wollte! Ohne Zögern sagte ich es laut: »Ja!«

Ich wusste auch schon im selben Moment, wer meine Trauzeugin werden würde: Meine Freundin Andrea aus Köln, der ich mich damals schon in meinen Gefühlswirren rund um Thomas zuerst anvertraut hatte.

Ende Oktober fand wieder der traditionelle Brustkrebskongress in Augsburg statt, die »Diplompatientin«, initiiert von Mamazone. Schon seit drei Jahren hatte ich mich dort nicht mehr blicken lassen und so war es endlich Zeit für meinen vierten Besuch. 2012 war ich zum letzten Mal dort gewesen, damals noch mit Sabine. Danach war so viel geschehen ...

Ich war gespannt, was mich in diesem Jahr erwarten würde. Schon im Frühjahr hatte ich den Kongresstermin im Krebs-Infozentrum bekannt gemacht und es meldeten sich bald einige Interessentinnen, die auch kommen wollten. Als der Termin näher rückte, sprangen nach und nach einige wieder ab. So waren wir dieses Mal nur zu dritt. Wir quartierten uns wieder im gleichen Hotel ein, in dem wir schon bei früheren Kongressen gewohnt hatten.

Nach einer knapp fünfstündigen Zugfahrt holte mich Claudia in Augsburg vom Bahnhof ab, eine Frau, die ich im Krebs-Kompass-Forum kennengelernt hatte. Dort hatte sie mich damals persönlich angeschrieben, weil sie auch einen triple negativen Tumor hatte und hoffte, dass ich ihr einige Fragen dazu beantworten könnte. Seitdem hatten wir regelmäßig Kontakt gehabt. Von Anfang an bewundere ich sie für ihr Engagement für andere Menschen und dafür, wie sie ihr Leben mit ihren zwei kleinen Kindern trotz ihrer Krankheit meisterte. Claudia war im Übrigen schon sehr früh vom Krebs-Kompass zum Krebs-Infozentrum gewechselt und hatte damals schon versucht, mich »mitzunehmen«.

Als dann der Krebs-Kompass wieder einmal tagelang offline war, hatte ich mir einen Ruck gegeben und war ihr gefolgt. Wie gespannt ich darauf war, Claudia nun persönlich zu treffen und sie kennenzulernen. Gemeinsam bezogen wir unsere Hotelzimmer und anschließend gingen wir zusammen Essen. Bei einem gemütlichen Italiener um die Ecke vom Hotel hatten wir Gelegenheit, uns zu beschnuppern und uns endlich persönlich auszutauschen. Nach einer eher kurzen Nacht ging es am nächsten Morgen zeitig los, mit dem Taxi fuhren wir in das Klinikum Augsburg. Die Vorträge begannen um 9 Uhr, doch vorher musste man sich noch anmelden – und gute Sitzplätze in den vorderen Reihen wollten wir uns schließlich auch sichern. Im Klinikum waren wir mit Kerstin, einer weiteren Userin aus dem Forum, verabredet. Sie wohnt ganz in der Nähe und stieß jeden Morgen zu uns. Ach, war es schön, endlich mal wieder wissenschaftliche Luft zu schnuppern und das auch noch mit Gleichgesinnten!

Fasziniert genoss ich die Vorträge, auch wenn das stundenlange Sitzen und Zuhören anstrengend war. Gleich am ersten Abend gab es dann auch noch das »Meet-einander«, ein geselliges Treffen in einer Brauereigaststätte. Claudia und ich waren sehr zeitig da und konnten es kaum erwarten, wer sich wohl noch zu uns setzen würde. Wir mussten gar nicht lange warten, da nahmen drei nette Frauen bei uns Platz. Erst später im Verlauf des Gesprächs erfuhren wir, dass sie auch schon öfter in Augsburg gewesen waren und auch noch in unserem Hotel wohnten. Was für ein netter Zufall! Die drei waren Freundinnen aus Frankfurt und jede von ihnen hatte bereits mit Metastasen zu kämpfen. Sie hatten sich sogar schon vor ihrer Erkrankung gekannt.

Besonders beeindruckte mich die Geschichte von Emma. Sie war einige Jahre zuvor an einem triple negativen Brustkrebs erkrankt. Und genau wie ich hatte auch Emma an der Tumormarkerstudie von

Frau Dr. Stein teilgenommen. Sie gehörte zu den Patientinnen, die dabei wegen kontinuierlich ansteigender Turmormarker aufgefallen waren. Daraufhin wurde bei ihr ein Staging durchgeführt. Es ergab, dass sie Lebermetastasen hatte. Überraschend stellte sich heraus, dass ihre Metastasen nicht mehr triple negativ, sondern HER2 neu positiv waren.

Als Emma das erzählte, kamen mir gleich Zweifel an ihrem ursprünglichen triple-negativ-Befund. Ich erinnerte mich noch gut an die Aussagen des Molekularbiologen Dr. Werner, dass etwa 30 Prozent aller Rezeptorbestimmungen bei der Diagnose »triple negativ« falsch seien.

Wie es auch immer dazu gekommen war, dass ihre Metastasen nun HER2 neu positiv waren, es ist für Emma ein glücklicher Umstand: Man kann gegen diese Rezeptoren mit Antikörpern vorgehen, nämlich mit **Herceptin**. Ihre Metastasen hatte Emma chirurgisch in einer Frankfurter Klinik entfernen lassen und bekam seitdem Herceptin-Infusionen. Emma ging es nun gut, ihre Erkrankung war vor Jahren zum Stillstand gekommen.

Wir verbrachten alle fünf einen interessanten Abend miteinander und verabredeten uns für den nächsten Morgen zum Frühstück. Anschließend fuhren wir alle zusammen wieder mit dem Auto zum Klinikum, um die nächsten Vorträge zu hören.

Für Montagabend waren Claudia und ich dann noch mit Anna verabredet. Diese hatte mir einige Tage zuvor im Krebs-Infozentrum geschrieben. Anna wollte zwar nicht zum Kongress kommen, wünschte sich aber, uns kennenzulernen und hatte deshalb vorgeschlagen, dass wir uns doch zum Essen treffen könnten. Sie wohnte in der Nähe von Augsburg. Wir hatten uns in einem hübschen italienischen Restaurant verabredet. Neugierig wie ich war, hatte ich bereits vorher im Forum geschaut, was ich dort über Anna finden konnte. Ich erfuhr so, dass sie schon bei ihrer **Erstdiagnose** Lungenmetastasen gehabt hatte, sie schrieb daher in dem Thread für Frauen mit **fortgeschrittenem Brustkrebs**.

Claudia und ich waren schon mit der Speisekarte beschäftigt, als Anna hereinkam. Eine bildhübsche, selbstbewusst strahlende Frau mit langem, dichtem Haar. Sie erzählte uns im Laufe des Abends ihre Geschichte. Anna hatte vor dreieinhalb Jahren eine niederschmetternde Diagnose erhalten: in beiden Brüsten einen Tumor, dazu noch Lungenmetastasen. Eine Frau von Mitte Vierzig mit einer zehnjährigen Tochter. Sie hatte zum Glück einen hormonsensiblen Brustkrebs, sodass etwas Handlungsspielraum bezüglich der Therapie bestand. Gemeinsam mit ihren Ärzten hatte sie sich entschlossen, die Tumore in der Brust zu belassen und zunächst mit einer Antihormontherapie zu starten. Das war ein kluger Entschluss, nicht zuletzt deshalb, weil man an den Brusttumoren sehen konnte, wie die Behandlung anschlug. Und wie sie anschlug! Die Lungenmetastasen verschwanden gänzlich und die Brusttumore verkleinerten sich allesamt. Zugleich begann sie mit einer ganzen Reihe von **komplementärmedizinischen Maßnahmen**, um ihr Immunsystem zu stärken und die Tumore zu schwächen. Von ihrer Arbeit nahm sie sich eine Auszeit, lernte, zu meditieren und intensivierte ihr Sportprogramm. Kurz gesagt, sie stellte sich und ihre Bedürfnisse in den Vordergrund. Auf mich wirkte sie wie eine gesunde und glückliche Frau, die mit beiden Beinen im Leben stand und wusste, was sie wollte. Ihre Geschichte zeigte mir wieder einmal deutlich, wie individuell Krebs ist und seine Behandlung sein sollte. Kein Krebs gleicht dem anderen.

Jedenfalls hatten wir drei einen sehr schönen Abend zusammen. Ich hatte Anna gleich ins Herz geschlossen. Am nächsten Tag ging es mittags für Claudia und mich wieder nach Hause. Auch die Begegnung mit ihr hatte mich sehr bereichert, besonders, weil wir beide so viele Parallelen hatten: Beide hatten wir einen triple negativen Tumor, die gleiche Chemo bekommen und zu guter Letzt eine Komplettremission erlebt.

Wieder zu Hause, machte ich mich bald daran, Zusammenfassungen von den Vorträgen in Augsburg zu schreiben. Ich wählte dazu diejenigen aus, die mir als besonders wichtig erschienen und stellte meine Zusammenfassungen ins Forum ein.

Eine schlimme Gewissheit – und ich muss wieder zurück in die Maschinerie

Ich hatte auch für mich ganz persönlich etwas erreicht. Endlich würde ich die genetische Untersuchung auf Mutationen der Hochrisikogene BRCA1 und BRCA2 bekommen. Professor Meißner von der Ludwig-Maximilians-Universität München hatte auf dem Kongress einen Vortrag über Gendiagnostik gehalten. Ich erfuhr von ihm, dass etwa 70 Prozent aller Brust-Tumore ohne erkennbare familiäre Vorbelastung auftreten. Dennoch sind zehn bis 20 Prozent davon auf eine Genmutation zurückzuführen, vor allem bei der Diagnose »triple negativ« und jungem Erkrankungsalter. Der Grund dafür liegt unter anderem darin, dass diese Genmutation auch von den Vätern übertragen werden kann, diese aber sehr selten an Brustkrebs und überhaupt nicht an Eierstockkrebs erkranken und deshalb in der Regel nicht getestet werden.

In meiner Familie war bisher keine Brustkrebserkrankungen bekannt gewesen und doch gehörte ich möglicherweise zu der Gruppe mit einer Genmutation. Ich wollte mir sicher sein, dass da nichts Unheilvolles schlummerte. Auch für meine Kinder und meine Schwester wollte ich es genau wissen, denn sie könnten ebenfalls eine derartige Mutation ererbt haben und diese wiederum an ihre Kinder weitergeben.

Zu meiner Freude erfuhr ich beim Kongress, dass sich die Zugangsvoraussetzungen für diese Untersuchung geändert hätten. Dadurch gehörte ich jetzt zum Kreis derjenigen, die einen Anspruch auf eine solche Untersuchung haben. Nach seinem Vortrag hatte ich noch ein freundliches Gespräch mit Professor Meißner, in dem er mir anbot, dass ich mich an ihn persönlich wenden könnte, falls die Medizinische Hochschule Hannover eine Testung bei mir ablehnen würde.

Ich versuchte gleich nach meiner Rückkehr die Abteilung für genetischen Brust- und Eierstockkrebs der MHH zu erreichen, um einen Termin für den Test zu vereinbaren. Wie schon 2009 in der Uniklinik Köln, wurde der Test auch diesmal wieder abgelehnt, weil ich angeblich die Einschlusskriterien nicht erfüllen würde.

So wandte ich mich per E-Mail an Professor Meißner, den das Verhalten der MHH wunderte und der mir seine Hilfe zusagte. Eine Woche später hielt ich die Unterlagen für eine genetische Testung in der LMU München in den Händen. Dabei war eine Reihe von Fragebögen zu meinem Familienstammbaum, über den ich leider nicht allzu viel wusste – und auch ein Blutröhrchen hatte ich bekommen. Nach einer Blutentnahme beim Hausarzt schickte ich das Ganze per Post nach München.

Und noch etwas erledigte ich sehr bald nach meiner Rückkehr aus Augsburg. Ich rief bei unserem Standesamt in Neustadt an und reservierte für uns einen Termin für den Sommer 2017 – genau für den fünften Jahrestag unserer legendären Cabriofahrt.

Anfang Februar – wir waren gerade völlig mit Hochzeitsplanungen und allerlei Vorbereitungen beschäftigt – kam die unfassbare Nachricht aus München: Mein Gentest war positiv! Ich war Trägerin einer BRCA2-Mutation! Wie konnte das sein? Niemand in meiner Familie war meines Wissens jemals an Brust- oder Eierstockkrebs erkrankt. Im Leben hätte ich mit solch einem Ergebnis nicht gerechnet. Ehrlich gesagt, hatte ich den Test nur deshalb angeschoben, weil er mir aufgrund der geänderten Zugangsvoraussetzungen auf einmal möglich wurde. Bei einem triple negativen Tumor in jungem Erkrankungsalter gehört dieser Test irgendwie einfach dazu. Mit einem positiven Ergebnis hatte ich nicht ernsthaft gerechnet. Was nun?

Obwohl ich äußerlich weiter funktionierte, versetzte mich dieses Ergebnis in eine wochenlange Schockstarre. Ich informierte umgehend meine Familie und meine Ärzte und besorgte mir schnellstmöglich einen Termin zur Entfernung der Eierstöcke.

Nun war ich wieder in der Krebsmaschinerie. Sofort begann ich, mich intensiv über BRCA2 zu informieren. Als mir bewusstwurde, dass betroffenen Frauen die Entfernung der Eierstöcke schon im Alter von Anfang vierzig empfohlen wird, wurde mir angst und bange. Ich hatte von diesem Moment an große Angst vor Eierstockkrebs. Auch haderte ich mit der ärztlichen Ablehnung dieses Tests im Jahr 2009, meinem Erkrankungsjahr. Damals hatte ich den Test erbeten, war aber abgewiesen worden, mit der Begründung, ich sei mit 42 Jahren zu alt dafür. Warum hatte ich das nur auf sich beruhen lassen? Warum hatte ich nicht nach einem Privatlabor für diesen Test gesucht?

Die Antwort darauf ist mir heute klar: Ich hatte zu dieser Zeit mit meinen anstrengenden Therapien genug zu tun, sie erforderten meine ganze Kraft. Ich hätte damals keinen Funken Energie mehr für solche »Nebenkriegsschauplätze« aufbringen können. Dennoch belasteten die ewig kreisenden Gedanken mich jetzt wochenlang.

Wie unzureichend die damaligen Zugangsvoraussetzungen waren, kann man heute an mir sehen. Mittlerweile wurden sie geändert. Jetzt gilt eine Altersgrenze von 50 Jahren für triple negative Patientinnen.

Mir wurden nach und nach die Folgen der damaligen Ablehnung klar: Ich war viel zu lange einem beachtlichen Risiko für Eierstockkrebs ausgesetzt gewesen. 2010 hatte ich einen einseitigen Brustaufbau mit Eigengewebe aus dem Bauch gehabt. Für diese achtstündige Operation DIEP-Flap wurde damals nur die Hälfte des Bauchgewebes gebraucht. Die andere war überflüssig gewesen und war entsorgt worden. Hätte ich damals von diesem Testergebnis gewusst, hätte ich in dieser Operation beide Brüste mit meinem ganzen Bauchgewebe aufbauen können. Genug »Material« war schließlich vorhanden gewesen. Diese Chance war nun vertan. Jetzt wäre nur noch ein Brustaufbau mit Silikon möglich.

Dennoch war ich sofort fest entschlossen, meine nicht betroffene Brust auch entfernen zu lassen. Ein bis zu 80-prozentiges Brustkrebsrisiko war mir einfach zu hoch. An dieser Erkenntnis habe ich furchtbar gelitten.

Zunächst also stand die Entfernung der Eierstöcke an. Diese Operation wird bei einer BRCA-Mutation immer von den Humangenetikern empfohlen, weil es keine Möglichkeiten zur Früherkennung von Eierstockkrebs gibt. Meist wird dieser erst in einem fortgeschrittenen Stadium erkannt und ist dann nicht mehr heilbar.

Mit diesem Wissen im Hinterkopf bemühte ich mich um einen schnellen OP-Termin. Kliniken in Köln und Hannover kamen für mich in Frage. Ich entschied mich für ein Krankenhaus in Hannover, weil es dort eher einen Termin für mich gab.

So rückte ich Anfang März 2017, genau einen Monat nach dieser für mich überraschenden und schockierenden Diagnose zur Operation ein.

Zuvor war ich aber noch in Köln im Zentrum für familiären Brust- und Eierstockkrebs gewesen. Dort werden BRCA-Patienten und auch ihre Familienangehörigen beraten und betreut. Ich hatte mich für das Kölner Zentrum entschieden, weil meine Familie in der Gegend lebte und dadurch alle vom selben Zentrum betreut werden konnten.

Meiner Schwester wurde Blut für den Test entnommen. Für meine Söhne, die beide erst Anfang 20 sind, hatte das Ergebnis noch keine Relevanz, daher mussten sie sich für den Moment noch nicht damit belasten.

Kaum war ich wieder zu Hause, musste ich auch schon für meinen Krankenhausaufenthalt packen. Gleich nach der Ankunft ging es los. Bevor ich im mir so vertrauten Engelshemdchen in den Operationssaal gefahren wurde, musste ich noch dafür sorgen, dass eine zusätzliche Probe meines entnommenen Gewebes in ein gesondertes pathologisches Labor geschickt wurde. Das war mir vom Kölner Zentrum dringend empfohlen worden, denn solche Referenzpathologien dienen der Qualitätssicherung.

Von dort hatte ich auch eine schriftliche Empfehlung für die vorsorgliche Brust- und Eierstockentfernung, was für die Kostenübernahme der Krankenkassen besonders wichtig ist. Damit hatte ich alle ärztlichen Empfehlungen für die prophylaktischen Operationen in der Tasche.

Meine Operation dauerte nur eine halbe Stunde und ich wachte problemlos und nur mit wenig Schmerzen wieder auf. Der anschließende Heilungsprozess verlief ohne Komplikationen und nur die Reizblase ging mir schon bald auf die Nerven.

Nach vier Tagen durfte ich das Krankenhaus verlassen. Meine gereizte Blase war zwei Wochen später auch nicht mehr beleidigt. Zu meiner Freude konnte ich sehen, dass man die neuen Operationsöffnungen in die Bereiche meiner Kaiserschnittnarbe, der Narbe vom DIEP-Flap und des Bauchnabels gelegt hatte. Wie gut, dass keine weiteren Narben hinzugekommen waren. Ein kleiner Lichtblick in meiner düsteren Stimmung. Insgesamt war es kein großer Eingriff gewesen und ich erholte mich schnell davon. Damit war die erste meiner prophylaktischen Operationen geschafft.

Auf der Suche nach meiner Familie

Nun wollte ich noch meine Cousine Charlotte und meinen Cousin Steffen finden und sie über mein Testergebnis informieren. Ich hatte Charlotte und Steffen nie persönlich kennen gelernt, ich wusste absolut nichts über sie. Heute weiß ich, wie es dazu gekommen war. Mein Vater und sein Bruder, mein Onkel Wolfgang, waren schon als junge Erwachsene zerstritten. Den Grund dafür habe ich nie erfahren. Als wir 1975 die damalige DDR verließen, brach der Kontakt zu den Verwandten väterlicherseits vollständig ab. Meine Schwester und ich wussten lediglich, dass es einen Cousin und eine Cousine dort gab.

Erst nach dem Tod meines Onkels Wolfgang im Jahr 2000 ergab sich wieder ein oberflächlicher Kontakt zwischen meinem Vater und Wolfgangs Witwe. Heute weiß ich, dass mein Onkel Wolfgang an Bauchspeicheldrüsenkrebs verstorben ist. Dies könnte in einem Zusammenhang mit unserer familiären BRCA2-Mutation stehen, doch sicher ist das nicht. Da eine Blutuntersuchung meines Onkels nun nicht mehr möglich ist, werden wir es nie hundertprozentig wissen.

Heute ist bekannt, dass eine BRCA2-Mutation auch weitere, Männer betreffende Krebsarten, wie Prostata-, Dickdarm- und Bauchspeicheldrüsenkrebs, begünstigt. Zudem ist bei Männern mit dieser Mutation die Gefahr, an Brustkrebs zu erkranken, um fünf bis sieben Prozent erhöht.

Mit der Suche nach Steffen und Charlotte hatte ich sofort nach meinem Befund begonnen. Ich hatte im Internet mein Glück versucht und mich sogar bei Facebook angemeldet. Zuerst erfolglos. Es drängte mich, die beiden vor einem möglichen erhöhten Krebsrisiko zu warnen. Meine Recherchen im Internet brachten mich schließlich doch noch auf einigen Umwegen zur Einwohnermeldebehörde in Leipzig, dem letzten bekannten deutschen Wohnort der beiden. Wie praktisch, dass man dort Auskünfte aus dem Melderegister sehr einfach beantragen konnte! So stellte ich gleich eine entsprechende Anfrage.

Nach langen drei Wochen war die Antwort in der Post: Charlotte sei in die Schweiz verzogen, ihre genaue Anschrift nicht bekannt, jedoch ihr Wohnort. Fast schon mutlos geworden, gab ich diese wenigen Angaben in eine Suchmaschine ein und landete einen Volltreffer. Eine Frau mit diesem Namen und Firmen-E-Mail-Adresse wurde mir angezeigt. Sollte das wirklich meine gesuchte Cousine Charlotte sein?

Sofort schrieb ich eine E-Mail an diese Adresse, in der ich um eine Kontaktaufnahme wegen einer dringenden Familienangelegenheit bat. Ich konnte ja schlecht meine Diagnose in der Mail erwähnen. Noch wusste ja niemand, ob sie tatsächlich die gesuchte Charlotte war. Ich war sehr aufgeregt, hatte ich sie doch mittlerweile seit sechs Wochen gesucht. Schon wenige Minuten später klingelte mein Handy und ich fühlte, dass es nur meine Cousine sein konnte. Wie gespannt ich darauf war, was sie mir berichten würde. Hatte sie auch schon Brustkrebs gehabt? Wusste sie bereits von einer eigenen Genmutation?

Meine größte Sorge war, dass sie vielleicht selbst erkrankt war, einen Gentest gemacht und mich und meine Schwester nicht informiert hatte. Denn das hätte bedeutet, dass sie sich nicht darum gekümmert hätte, uns über unser Krebsrisiko aufzuklären. Diese Befürchtung bestätigte sich zum Glück nicht! Es stellte sich heraus, dass sie nichts von der BRCA-Problematik geahnt hatte. Noch am selben Tag informierte sie ihren Bruder, meinen Cousin Steffen, und organisierte schon für den Tag darauf einen Hausarzttermin.

Meinen Befund, sozusagen ihre »Eintrittskarte«, schickte ich ihr gleich per E-Mail. Ich bin sehr froh, dass sie diese Angelegenheit ernst nimmt und sich auch testen lassen will, denn immer noch ist es unklar, von wem ich die Mutation geerbt habe, Mutter oder Vater? Meine Mutter kann nicht mehr getestet werden, weil sie vor vielen Jahren verstarb und mein Vater lehnt einen Test ab. Warum er dazu nicht bereit ist, will er nicht sagen, juristisch gesehen hat er ein Recht auf Nichtwissen. Für uns Nachfahren erschwert sein Verhalten unserer aller Bemühungen um Aufklärung unseres individuellen Erkrankungsrisikos.

Epilog

Es ist geschafft.

Ich habe dieses Buch geschrieben und auch die für »triple negativ« magischen acht Jahre Überlebenszeit erreicht. Offiziell gelte ich damit als geheilt.

Natürlich habe ich durch die Krankheit und die darauffolgenden Therapien Federn gelassen. Äußerlich und innerlich. Meine Haare und Augenbrauen sind heute dünner und feiner als früher. Klar, einige Haarwurzeln haben sich eben nicht wieder regeneriert. Dazu kommen Gelenkschmerzen, viele Narben, körperliche und auch seelische. Ich bin nicht mehr so belastbar wie früher, ermüde schneller.

Meine Eierstöcke habe ich vor kurzem eingebüßt. Die hormonellen Folgen sind heute für mich noch nicht klar. Ob ich dadurch eine Osteoporose bekommen werde, weiß niemand. Dann steht auch noch die Mastektomie meiner gesunden Brust in diesem Jahr an. Diese werde ich in Düsseldorf vornehmen lassen, genau in der Klinik, in der ich auch vor sieben Jahren meinen Brustaufbau hatte. Ein Termin für die Vorbesprechung steht schon fest, die Operation soll im kommenden Herbst stattfinden.

Vorher aber werden Thomas und ich im Juli unsere Hochzeit feiern!

Geblieben ist meine Angst, auch wenn sie mit den Jahren schon deutlich nachgelassen hat. Dennoch: Jedes Mal, wenn etwas schmerzt oder sich irgendwas in meinem Körper ungewöhnlich anfühlt, denke ich auch heute noch sofort an Metastasen. Kann man dem Krebs davonlaufen? Mir ist es nicht gelungen. Er ist immer präsent, besonders auch, seit ich von meiner BRCA2-Mutation weiß.

Aber damit kann ich leben, schließlich habe ich überlebt. Nur das zählt wirklich.

Meine Geschichte aufzuschreiben, hat mir sehr viel mehr emotionale Kraft abverlangt, als ich anfänglich glaubte. Immer wieder durchlebte ich die Stationen meiner Erinnerung, die vielen traurigen Abschiede von mir lieb gewordenen Freundinnen.

Ich widme deshalb dieses Buch auch all den Frauen, die nicht so viel Glück hatten wie ich. Viele, die ich kennenlernte, haben es leider nicht geschafft.

An dieser Stelle möchte ich Annemarie, Christine, Gabriele, Sabine Sch., Sabine St., Tanja und Tina danken. Ich durfte euch alle persönlich kennenlernen und konnte sehr viel von euch lernen. Jede von euch hat mein Herz berührt und ich vermisse euch alle. Ihr wart so unglaublich tapfer.

Ich stelle mir oft vor, dass ihr zusammen auf einem Regenbogen sitzt und es euch gut gehen lasst. Ich mag dieses Bild. Ob es ein Wiedersehen geben wird? Ich möchte daran glauben, denn ich finde das sehr tröstlich.

Den traurigen Schicksalen stehen aber Hunderte gegenüber, die überlebt haben. Ich denke dabei an so viele – von Astrid bis Waltraud – die ich hiermit herzlich grüßen möchte.

Besonders möchte ich Ute aus Dresden und Marion aus Braunschweig erwähnen. Ute ist kurz nach mir erkrankt, auch an einem triple negativen Tumor und hatte leider auch 17 befallene Lymphknoten. Und, wie es 2010 noch üblich war, bekam sie die Chemo nach der OP. Dadurch konnte niemand wissen, wie die Chemo gewirkt hat. Ute ist bis heute, sechs Jahre später, gesund geblieben. Darüber freue ich mich von Herzen.

Eine andere Mutmachgeschichte hat Marion erlebt. Bei ihr wurde auch, kurze Zeit vor mir, ein triple negativer Tumor diagnostiziert und dazu ein BRCA1-Gendefekt festgestellt. Marion ist ebenfalls genesen und hat im Sommer 2016 ein gesundes Mädchen zur Welt gebracht. Herzlichen Glückwunsch, liebe Marion! Ich freue mich riesig mit dir.

Viel Pech und viel Glück habe ich bisher erlebt und ab und an frage ich mich: Glückskind oder Pechmarie? Und meist denke ich dann: Beides zugleich! Denn so oft hatte ich Glück im Unglück.

Das Leben ist schön, so schön und so wertvoll. Und ich lebe so gern.

Ein großes Dankeschön sage ich Torsten, denn er war immer da, wenn ich ihn brauchte.

Herzlichen Dank an meine Probeleserinnen Andrea, Conny und Martina. Ihr habt mir viele wertvolle Tipps gegeben und mich darin bestärkt, meine Geschichte zu veröffentlichen. Danke auch an meine Lektorin Ina.

Einen herzlichen Dank möchte ich auch meinem Brustzentrum, dem St.-Elisabeth-Krankenhaus in Köln sagen.

Einen ganz großen Dank an meine Kinder.

Ganz besonderen Dank an meinen Schatz Thomas, meinen Seelenverwandten. 46 Jahre lang habe ich nach ihm gesucht, ohne es zu wissen. Er war es schließlich auch, der mich immer wieder ermutigte, meine Geschichte zu schreiben. Auch dafür: Danke!

Neustadt am Rübenberge, im Juni 2017

Teil 2: Hintergrundwissen

Hintergrundwissen: Mein Weg zur Genesung

25.05.2009	Untersuchung beim Gynäkologen
26.05.2009	Mammographie und Stanzbiopsie
28.05.2009	Diagnose
24.06.2009 bis 07.10.	6 x TAC, Chemotherapie
2009	begleitend Equizym MCA
November 2009	Mastektomie mit Expandereinlage
Dezember 2009	Bisphosphonat Zometa
	Bestrahlung
	Tumormarker-Studie
Februar 2010	Anschlussheilbehandlung Badenweiler, Parktherme
April 2010	*DIEP-Flap-OP* im Sana-Krankenhaus, Düsseldorf-Gerresheim
seit April 2010	Aspirin protect 100 Milligramm
Juli 2010	Beginn der Eingliederung nach dem Hamburger Modell
Oktober 2010	Bestimmung Vitamin D 3 (25 OH), Ergebnis: 16 ng/ml
seit Oktober 2010	Einnahme von Dekristol 20.000 Einheiten (hoch dosiertes Vitamin D3)
November 2010	Knochenstanze in der Frauenklinik Essen
	Molekularpathologische Untersuchung des Biopsiematerials
März 2011	Erste Reha in Nordrach (wegen Krankheit abgebrochen)
seit April 2011	Lauftraining
November 2011	Reha-Wiederholung in Badenweiler

Dezember 2016	Genuntersuchung auf Hochrisikogene BRCA1 und BRCA2 sowie weitere Mutationen
06.02.2017	Befund: BRCA2 positiv
06.03.2017	Adnexektomie (Entfernung der Eierstöcke und Eileiter)
Herbst 2017	Mastektomie der gesunden Brust (geplant)

Hintergrundwissen: Das Glossar

In meiner Geschichte tauchen zahlreiche Fachbegriffe rund um die Krebserkrankung auf, die ich in diesem Glossar für Sie, meine Leserinnen und Leser, verständlich erklären möchte.

Ich habe mich bei meinen Recherchen vor allem auf die Publikationen konzentriert, die ich im Anschluss an dieses Glossar aufführe. Sehr viel Wissen habe ich auch auf den Diplompatientin-Kongressen gewonnen, bei denen ich Vorträge kompetenter Expertinnen und Experten hören konnte. Bei vielen Aussagen und Begriffserklärungen haben sich die Informationen dazu jeweils aus mehreren Quellen ergeben, da ich sehr viel recherchiert, laufend hinzugelernt und mein Wissen immer wieder für unterschiedliche Foren oder Anfragende zusammengefasst habe. Sie können sich darauf verlassen, dass ich jede genutzte Quelle mehrfach geprüft und nach bestem Wissen und Gewissen für mein Buch aufbereitet habe.

Abraxane	Ein Medikament, das in der Chemotherapie eingesetzt wird und Tumorzellen in der Zellteilung hemmen soll. Abraxane ist der Handelsname für den Wirkstoff Nab-Paclitaxel, die albumingebundene Form von Paclitaxel, Albumin ist ein menschliches Eiweiß. Nab-Paclitaxel kann höher dosiert werden und ist besser verträglich als Paclitaxel, da es lösungsmittelfrei ist.

In Studien (GeparSepto-Studie, siehe unten)[1] hat es im direkten Vergleich zu konventionellem Paclitaxel besser abgeschnitten. So kam es nach der Einnahme von Nab-Paclitaxel zu mehr Komplettremissionen (siehe: Pathologische Komplettremission, PCR) als bei Patientinnen, die konventionelles Paclitaxel bekommen hatten.

Eine PCR bedeutet eine gute Prognose und ist das Ziel einer Chemotherapie.

**Adjuvante
Chemotherapie**   Unterstützende Chemotherapie nach der Operation.

Androgenrezeptoren   Andockstellen für Testosteron, die bei ungefähr 77 Prozent aller Mammakarzinome (bösartigen Tumoren in der Brust) vorkommen. Etwa 20 bis 30 Prozent der triple negativen und etwa 50

---

1   http://www.oncotrends.de/sabcs-2014-frueher-hochrisiko-brustkrebs-nab-paclitaxel-adjuvant-induziert-geparsepto-studie-38-komplettremissionen-gegenueber-29-unter-konventionellem-paclitaxel-npm-423200/. Auch unter dem folgenden Link finden sich viele Studien: http://www.gbg.de/de/.

Prozent der Her2-positiven Brustkrebstumoren haben diese Rezeptoren auf ihrer Oberfläche.[2] Auch bei Brustkrebs wird zurzeit ein Behandlungsansatz mit dem Anti-Androgen Enzalutamid, das bereits bei der Therapie des Prostatakarzinoms erfolgreich eingesetzt wird, untersucht. Noch wird der Androgenrezeptor bei Brustkrebspatientinnen nicht routinemäßig »geortet«, so wie das zum Beispiel bei den Östrogen- und Progesteronrezeptoren der Fall ist. Der Androgenrezeptor kommt regelmäßig beim Prostatakarzinom vor, dort wird dagegen erfolgreich das genannte Antiandrogen Enzalutamid verabreicht. In Studien wird jetzt getestet, ob das beim Mammakarzinom ebenso erfolgreich sein kann.[3] Für Patientinnen mit triple negativen Tumoren wäre das eine zusätzliche Behandlungsoption.

Angleichungsoperation Operation mit dem Ziel, die Symmetrie beider Brüste wiederherzustellen, meist wird dabei die gesunde Brust verkleinert und/oder gestrafft.

Anschlussheilbehandlung (AHB) Medizinische Rehabilitationsmaßnahme, die im Anschluss an einen Krankenhausaufenthalt oder eine ambulante Operation innerhalb von 14 Tagen nach der Entlassung angetreten werden muss.

Besonderheit bei einer Krebserkrankung: Eine

---

2   http://www.mamazone.de/aktuelles/aktuellesdetail/datum/2011/07/20/blockade-der-maennlichen-sexualhormone-stoppt-wachstum-bestimmter-brustkrebstypen/
3   https://www.aerzteblatt.de/nachrichten/54020/Testosteron-treibt-Brustkrebs-voran

onkologische Anschlussheilbehandlung muss nicht schon zwei Wochen nach der Entlassung angetreten werden, sondern das ist in diesem Fall auch noch sehr viel später möglich, da bei Krebserkrankungen häufig nach der Operation noch verschiedene Behandlungen mit eventuellen Nachwirkungen nötig sind (Beispiel: Bestrahlung mit möglichen Hautschäden), die erst abklingen müssen, bevor man die AHB sinnvoll anschließen kann.

Antihormon-therapie (AHT)

Rund zwei Drittel aller Brusttumore sind hormonpositiv und können damit gut mit einer Antihormontherapie behandelt werden. Diese erfolgt für Frauen vor den Wechseljahren mit Tamoxifen, einem seit Jahrzehnten erprobten Medikament. Frauen unter 40 Jahren wird oft zusätzlich eine Unterdrückung der Eierstockfunktion durch Medikamente empfohlen (zum Beispiel mit Zoladex oder Enantone). Für Frauen nach den Wechseljahren steht ein Aromatasehemmer (siehe unten) zur Verfügung. In der Regel wird eine Antihormontherapie über einen Zeitraum von fünf Jahren durchgeführt. Für Hochrisikogruppen wird mittlerweile eine zehnjährige Einnahme diskutiert und auch oft empfohlen (mehr dazu in FAQ 14).

Aszites (Bauchwasser)

Krankhafte Ansammlung von Flüssigkeit in der Bauchhöhle, sehr häufig eine Folge einer fortgeschrittenen Krebserkrankung. Das Bauchwasser wird dann regelmäßig durch

Punktion entfernt, bildet sich jedoch häufig
wieder neu.

Aromatasehemmer Frauen, die die Wechseljahre bereits hinter
sich haben, bekommen im Rahmen einer Antihormontherapie einen Aromatasehemmer ver-
schrieben, damit möglichst kein Östrogen mehr
produziert wird. Zu diesem Zeitpunkt haben
zwar die Eierstöcke ihre Funktion eingestellt
und produzieren kein Östrogen mehr. Dennoch
wird es weiterhin in geringen Mengen in Muskel-
oder Fettgewebe hergestellt. Der Aromatasehemmer blockiert das Enzym Aromatase, sodass
kein Östrogen mehr gebildet werden kann. Häufig
sind Knochenschmerzen und brüchige Knochen
die Folge. Bisphosphonate (siehe unten) können
dem Knochenabbau entgegenwirken.

Aspirin Protect Niedrig dosiertes Aspirin, in der Regel 100 Mil-
ligramm. Es wurde für die Langzeitbehandlung
von Herz-Kreislauf-Erkrankungen entwickelt
und wird zur Vorbeugung gegen Herzinfarkt
oder Schlaganfall eingesetzt. Aspirin beeinflusst Stoffwechselprozesse im Körper und hat
eine entzündungs- und gerinnungshemmende
Wirkung. Es gibt Studien, die eine schützende
Wirkung von Aspirin Protect in Bezug auf Metastasen untersucht haben.[4]

Beckenkamm Der obere Teil der Beckenschaufel; hier wird
häufig biopsiert (siehe: Stanzbiopsie), wenn

---

4 http://www.aerztezeitung.de/medizin/krankheiten/krebs/article/808777/
   ass-schuetzt-offenbar-krebs.html?sh=1&h=1539485815

eine Knochenmarksprobe nötig ist, da es ein großer gut erreichbarer Knochen ist.

Bisphosphonate Chemische Verbindungen, die ursprünglich als Medikament gegen Osteoporose eingesetzt wurden, aber auch bei Vorliegen von und zum vorbeugenden Schutz gegen Knochenmetastasen helfen können. Sie wirken dem Knochenabbau entgegen. Es wird diskutiert, ob Bisphosphonate auch viszerale Metastasen (siehe unten) verhindern können. (Mehr zu Bisphosphonaten, Chancen und Nebenwirkungen der Behandlung in FAQ 15.)

B-Lymphozyten Gehören zu den weißen Blutkörperchen, entstehen im Knochenmark und können Antikörper bilden.

BRCA1- und BRCA2-Mutation Ererbte Mutation auf den BRCA-Genen (Breast Cancer). Die Gene BRCA1 und BRCA2 sind Tumorsuppressor-Gene, das heißt, sie sollen eine Tumorbildung in der Brust und in den Eierstöcken unterdrücken und sind an der DNA-Reparatur beteiligt. Mutationen auf diesen Genen spielen bei fünf Prozent aller Brustkrebserkrankungen eine Rolle und treten in Deutschland mit einer Wahrscheinlichkeit von 1:400 in der Gesamtbevölkerung auf.[5] Betroffene haben ein bis zu 80-prozentiges Risiko, an Brust- und Eierstockkrebs zu erkranken.

---

5 www.BRCA-Netzwerk.de; https://www.krebsinformationsdienst.de/
wegweiser/iblatt/iblatt-familiaerer-brustkrebs.pdf

Die Mutationen werden mit einer Wahrscheinlichkeit von 50 Prozent vererbt.
75 Prozent aller BRCA1-Mutationen verursachen einen triple negativen Tumor.
Tumore, die bei einer BRCA2-Mutation auftreten, sind in der Regel hormonpositive Tumore und bieten somit bessere Therapiemöglichkeiten.

Brustkrebsvarianten (Subtypen)

Brustkrebserkrankungen werden in verschiedene Subtypen eingeteilt. Diese sind durch An- oder Abwesenheit bestimmter Rezeptoren auf der Zelloberfläche und dem Zellkern gekennzeichnet. Insgesamt werden fünf Subtypen von Brustkrebs unterschieden:[6]

Luminal-A-Tumore: Ein Teil aller Brustkrebstumore zeichnet sich durch besonders viele Hormonrezeptoren (ER und/oder PR) aus. Sie sind Her2 negativ (siehe unten), haben eine niedrige Zellteilung (Ki67 < 17, siehe unten) und sind gut differenziert (Grading 1-2, siehe: Grading). Dieser Brustkrebstyp hat eine sehr gute Prognose und man kann oft auf eine Chemotherapie verzichten. Die endokrine Therapie steht hier im Vordergrund.

Luminal-B-/Her2-negativ-Tumore: Diese Tumore haben oft eher weniger Hormonrezeptoren (ER und/oder PR) als die Luminal-A-Tumore. Dazu haben sie eine recht hohe Zellteilung (Ki67 > 17) und sind mäßig bis schlecht differenziert (Grading 2 bis 3, siehe: Grading). Dieser Brustkrebstyp benötigt in der Regel eine

---

6   https://www.leben-mit-brustkrebs.de/brustkrebs-verstehen/brustkrebs-fakten/brustkrebs-arten

Chemotherapie, welche oft gut wirkt. Anschließend sollte eine Antihormontherapie folgen,
auch bei sehr niedrigem Anteil von Hormonrezeptoren.

Luminal-B-/Her2-positiv-Tumore: Circa fünf
bis zehn Prozent aller Brustkrebstumore haben
Hormonrezeptoren (ER und/oder PR) **und** sind
Her2-positiv. Sie werden auch triple positiv
(dreifach positiv) genannt, da sie alle drei therapierelevanten Rezeptoren besitzen (Östrogen-,
Progesteron- und Her2-Rezeptoren).
Sie zeigen eine recht hohe Zellteilung (Ki67 >
17) und sind mäßig bis schlecht differenziert
(Grading 2 bis 3, siehe: Grading). Dieser Brustkrebstyp benötigt eine Chemotherapie. Aktuelle Studien[7] zeigen, dass zeitgleich mit der
neoadjuvanten Chemotherapie eine duale Antikörpertherapie mit Herceptin und Perjeta und
anschließend eine Antihormontherapie erfolgen sollte.

Her2 positiv Tumore: Diese Tumore, etwa 20
Prozent aller Brustkrebstumore, zeichnen sich
durch einen hohen Anteil von Her2-Rezeptoren
aus und besitzen keine Hormonrezeptoren. Sie
haben eine hohe Zellteilung (Ki67 > 17) und sind
in der Regel schlecht differenziert (Grading 3,
siehe: Grading). Sie werden mit Chemotherapie behandelt, bevorzugt neoadjuvant, und zeitgleich innerhalb von Studien mit einer dualen
Antikörpertherapie, bestehend aus Herceptin

---

7 http://www.cancertreatmentreviews.com/article/S0305-7372(14)00210-2/
fulltext; Studie zur doppelblockade mit Herceptin und Perjeta: http://www.
gbg.de/de/studien/geparsixto.php.

(siehe unten) und Perjeta (siehe unten). Patientinnen mit dieser Tumorvariante erreichen oft eine hohe Rate an Komplettremissionen (siehe: Pathologische Komplettremission, PCR).

Triple negative Tumore (TNBC): Ihr Anteil liegt bei etwa 15 bis 20 Prozent aller Brustkrebserkrankungen. Sie besitzen keine therapierelevanten Rezeptoren, wie etwa Hormon- oder Her2-Rezeptoren. Diese Gruppe ist sehr heterogen, es werden verschiedene Subgruppen unterschieden. Etwa elf Prozent aller triple negativen Tumore gehen mit einer BRCA1-Mutation einher.

Triple negative Tumore sind sehr aggressiv, schlecht differenziert (Grading 3, siehe: Grading) und haben eine hohe Zellteilung (Ki67 > 17).

Dieser Tumortyp tritt gehäuft bei jüngeren Frauen auf und kann ausschließlich mit einer intensiven anthrazyclin- und taxanhaltigen Chemotherapie behandelt werden, auf die etwa die mit einer Rate an Pathologischen Komplettremissionen (siehe: Pathologische Komplettremission, PCR) von 30 bis 40 Prozent ein gutes Ansprechen aufweist.

Tumore mit BRCA-Mutation sprechen gut auf Chemotherapie an, besonders auf platinhaltige Chemotherapien, und können zusätzlich mit einem Parp-Hemmer therapiert werden. Sie haben eine bessere Prognose als sporadisch entstandene Brustkrebstumore ohne genetischen Hintergrund.

Für triple negative Mammakarzinompatientinnen haben sich in aktuellen Studien die folgenden Ergebnisse gezeigt:

In der GeparSixto-Studie[8] hat die Gruppe, die auch Carboplatin in Verbindung mit einem Anthrazyclin und einem Taxan erhielt, eine Rate an Komplettremissionen (siehe: Pathologische Komplettremission, PCR) von über 50 Prozent ergeben. Im Vergleich dazu erreichten die Studienteilnehmerinnen ohne Carboplatin nur eine PCR-Rate von knapp 40 Prozent. Der Vorteil durch die Hinzunahme von Carboplatin wurde besonders deutlich bei den TNBC-Patientinnen ohne BRCA-Mutation. Nicht gesichert ist dagegen, ob die höhere Rate an Komplettremissionen auch mit einem verbesserten Überleben einhergeht.

In der späteren GeparSepto-Studie wurde die Wirksamkeit von unterschiedlichen Taxanen in Bezug auf die PCR-Rate verglichen. Ziel dieser Studie war der Vergleich von Nab-Paclitaxel und konventionellem Paclitaxel, jeweils in Kombination mit einem Anthrazyclin und Cyclophosphamid.

Die TNBC-Patientinnen im Therapiearm mit Nab-Paclitaxel erreichten zu knapp 50 Prozent eine PCR, während die Gruppe mit konventionellem Paclitaxel nur eine halb so hohe PCR-Rate hatte.

Ausgehend von diesen Ergebnissen werden Carboplatin und Nab-Paclitaxel für die Behandlung des triple negativen Mammakarzinoms

---

8   http://www.trillium.de/heft12016/schwerpunkt-auf-dem-fruehen-mammakarzinom.html

empfohlen. Die Behandlung sollte unbedingt neoadjuvant erfolgen.

Bei Nichterreichen einer Komplettremission kann man eine sogenannte postneoadjuvante Chemotherapie anschließen. Für BRCA-Patientinnen kommt Olaparib (ein Parphemmer) im Rahmen der OlympiA-Studie in Betracht. Wenn keine BRCA-Mutation vorliegt, kann eine weitere Behandlung mit Xeloda erfolgen (CREATE-X-Studie.[9] Der triple negative Tumor hat zwar in den ersten zwei bis drei Jahren die höchste Rückfallquote, danach nimmt jedoch das Rezidivrisiko kontinuierlich ab. Nach acht Jahren spricht man sogar von Heilung.

(siehe auch: Grading, Ki67, Pathologische Komplettremission, Hormonrezeptoren, Her2-Rezeptoren, neoadjuvant)

Brust-MRT

Magnetresonanztomographie der Brust, Ergänzung zur Mammographie und Ultraschall, sehr sensitiv (genau) und ohne Strahlenbelastung, führt aber mitunter zu falsch positiven Befunden.

**Brustschwester
(Breast Care Nurse)**

Eine Krankenschwester mit Zusatzausbildung. Sie ist Ansprechpartnerin im Brustzentrum für die Patientinnen in allen Fragen der medizinischen und psychosozialen Betreuung und steht ihnen jederzeit mit Rat und Tat zur Seite.

---

9   ebenda

**Brustzentrum,
zertifiziertes**

Der Begriff »Brustzentrum« ist nicht geschützt, jede Klinik darf sich so nennen. Anders ist es mit den **zertifizierten** Brustzentren. In Deutschland gibt es etwa 50 davon. Ein solches Zentrum sollte sich in Diagnose und Therapie nach den aktuellen wissenschaftlichen Standards richten sowie ein allgemein anerkanntes Qualitätsmanagementsystem eingeführt haben (mehr Informationen über die Zertifizierung finden Sie in FAQ 2).

Chemotherapie (CT)

Behandlung mit chemischen Substanzen, die im Organismus das Wachstum und die Zellteilung von Tumorzellen hemmen sollen. Leider werden auch gesunde Zellen angegriffen.

Eine Chemotherapie soll die Tumorzellen an der Teilung hindern, im besten Fall abtöten. Dies setzt Tumorzellen mit einer hohen Teilungsrate voraus. Sehr langsam wachsende (meist hormonpositive) Tumore sprechen eher schlecht auf die Chemotherapie an, da diese nur sich teilende Zellen erwischt.

Es werden alle sich schnell teilenden Zellen angegriffen, deshalb auch der Haarausfall und sonstige Nebenwirkungen wie Magen-Darmproblemen (Durchfall), Blutbildabfall. Gesunde Zellen können sich jedoch von den Auswirkungen der Chemotherapie regenerieren, Tumorzellen eher nicht.

Cortison

Körpereigenes Hormon, das in der Nebennierenrinde gebildet wird und Entzündungen hemmt. Mittlerweile kann man Cortison auch synthetisch herstellen.

Während der Chemotherapie soll es Entzündungsreaktionen auf die Medikamente unterdrücken und die Ödembildung (siehe: Lymphödem) entgegenwirken, außerdem wirkt es Allergien auf die Medikamente und Übelkeit entgegen.

Eine mögliche Nebenwirkung bei der Einnahme von Cortison ist eine erhöhte Infektanfälligkeit, denn das Immunsystem wird dabei eingeschränkt.

DIEP-Flap

DIEP ist die Abkürzung für Deep Inferior Epigastric Artery Perforator, also tiefe inferiore epigastrische Perforatorlappen (siehe auch FAQ 9 Brustaufbaumöglichkeiten). Die Abkürzung beschreibt die Herkunft des Lappens (Flaps) innerhalb des Körpers, der für den Wiederaufbau genutzt wird: Er sitzt tief unten, »gastric« ist die Magengegend.

Als DIEP-Flap wird die Transplantationsoperation zum Wiederaufbau der Brust mit eigenem Bauchfettgewebe bezeichnet. Es wird kein Muskelgewebe verwendet. Ein »freier Bauchlappen« (Gewebe aus dem Unterbauchbereich) wird entnommen und mit hohem chirurgischen Aufwand geformt und an das vorhandene Gewebe am Brustkorb angenäht.

Eine besondere Herausforderung besteht darin, die Arterien und kleineren Blutgefäße an die inneren Brustkorbgefäße mikrochirurgisch anzuschließen.

DKMS gemeinnützige GmbH
Die DKMS gemeinnützige GmbH (ursprünglich **Deutsche Knochenmarkspenderdatei**) wurde 1991 gegründet mit der Vision, Blutkrebs zu besiegen. Hier kann man sich auch als Stammzellspender registrieren lassen. Die DKMS arbeitet schon lange unter dem Motto: Wir verbinden Menschen, um Leben zu retten. Unter anderem gründete die DKMS die Nabelschnurblutbank in Dresden. Nabelschnurblut enthält Stammzellen und kann wie Knochenmark gespendet werden.
Die DKSM bietet unter anderem auch Schminkkurse für Brustkrebspatientinnen an.

Dosisdichte Chemotherapie
Besonders intensive Chemotherapie für Hochrisikopatienten (zum Beispiel bei vielen befallenen Lymphknoten) mit den Chemomedikamenten Epirubicin, Paclitaxel und Cyclophosphamid. Die Chemotherapiegaben erfolgen in kürzeren Abständen (alle zwei, statt alle drei Wochen). Die Medikamente werden nacheinander gegeben. Beispiel: dreimal Epirubicin, dann dreimal Paclitaxel, danach dreimal Cyclophosphamid.

Drainage
Mit speziellen Kunststoffschläuchen werden Wundflüssigkeiten aus dem Körper herausgeleitet.

duktal
Bedeutet: in den Milchgängen. Etwa 75 Prozent aller Brustkrebserkrankungen haben einen duktalen Ursprung.

Emend

Medikament, das effektiv dem Brechreiz entgegenwirkt (besonders hilfreich, wenn es direkt vor und nach der Chemotherapie eingenommen wird).

Erstdiagnose

Zeitpunkt, zu dem die Diagnose Brustkrebs erstmals gestellt wird.

Everolimus

Brustkrebs-Medikament (mTOR-Inhibitor), Handelsname: Afinitor. Wird eingesetzt bei fortgeschrittenem Hormonrezeptor-positiven Brustkrebs, dessen Zellen gegen die Antihormontherapie resistent geworden sind.
Wird in Verbindung mit einem Aromatasehemmer (siehe oben) gegeben, um die Zellen wieder für die endokrine Therapie zu sensibilisieren.

Expander (Einlage)

Das ist ein Kurzzeitimplantat. Es handelt sich um ein Kissen aus weichem Kunststoff, welches über ein Ventil nach und nach mit Kochsalzlösung gefüllt wird. Damit wird die Brusthaut langsam kontrolliert gedehnt, sodass genügend Platz für einen späteren Brustaufbau entsteht.
Expander können durchaus mehrere Jahre in der Brust verbleiben. Sie werden bei der Operation zum Brustaufbau gegen das endgültige Silikonkissen oder Eigengewebsteil ausgetauscht.

Fernmetastasen

Absiedlungen vom Haupttumor in entfernte Regionen des Körpers. Wenn Fernmetastasen vorliegen, ist eine Heilung oft nicht mehr möglich.

Das Erhalten einer möglichst hohen Lebensqualität steht jetzt im Vordergrund.

Fortgeschrittener
Brustkrebs   Fortgeschrittener Brustkrebs im Stadium 4 bedeutet, dass sich Tumorzellen bereits an anderen Körperstellen angesiedelt haben (siehe Fernmetastasen).

Frühstadium   Tumore in den Stadien 1 und 2 (siehe: Grading). Diese Klassifizierung bedeutet, dass es keine Fernmetastasen gibt und maximal ein bis drei Lymphknoten befallen sind. Die Therapie ist in diesen Fällen auf Heilung ausgerichtet. Tumore mit Grading 3 gehören ebenfalls noch in dieses Stadium, selbst wenn mehr als drei Lymphknoten befallen sind. Auch hier ist die Therapie kurativ, also auf Heilung ausgerichtet. Das ist quasi ein »lokal fortgeschrittener« Tumor.

Genexpressionstest   Bei diesem Test soll die Prognose im Hinblick auf die Therapie abgeschätzt und gleichzeitig die bestmögliche Therapie ermittelt werden. Dafür wird Tumormaterial auf seine genetischen Eigenschaften untersucht. Ein Genexpressionstest wird unter anderem eingesetzt, um zu prüfen, ob eine Chemotherapie nötig ist. Bei einem günstigen Testergebnis kann man der Patientin die Chemo ersparen. Bekannte Genexpressionstest sind OncotypeDX und Endopredict.

Genmutation   siehe Mutation

GeparSepto-Studie[10]   Eine Studie, in der verglichen wird, wie Tumore auf Nab-Paclitaxel (das lösungsmittelfrei ist), im Vergleich zu herkömmlichen, lösungsmittelhaltigem Paclitaxel ansprechen. Die Gabe erfolgte neoadjuvant, also vor der Operation. Die Patientinnen wurden für die Studie in zwei Gruppen aufgeteilt, die eine Gruppe erhielt zwölfmal Nab-Paclitaxel, gefolgt von vier Zyklen EC, die andere Gruppe bekam zwölfmal herkömmliches Paclitaxel, wiederum gefolgt von viermal EC. Das Ergebnis der Studie belegte, dass die Wirkung von Nab-Paclitaxel deutlich besser war als die des konventionellen Paclitaxel. Die Rate der Komplettremissionen betrug bei Nab-Paclitaxel 38 Prozent, beim herkömmlichen Paclitaxel nur 29 Prozent.

Grad der Behinderung (GdB)   Feststellung durch das Versorgungsamt, bei Brustkrebs erhält man für fünf Jahre mindestens einen GdB von 50. Die Höhe des GdB richtet sich nach dem Stadium der Erkrankung.
Bei der Einstufung soll das Versorgungsamt alle leistungsmindernden Beeinträchtigungen berücksichtigen, die die Patientin auf physischem oder psychischem Gebiet durch die Krebserkrankung erlitten hat (siehe: Heilungsbewährung).

Grading   Beim Grading wird die Bösartigkeit von Tumoren eingestuft. Bei Brustkrebserkrankungen wird

---

10 http://www.oncotrends.de/sabcs-2014-frueher-hochrisiko-brustkrebs-nab-paclitaxel-adjuvant-induziert-geparsepto-studie-38-komplettremissionen-gegenueber-29-unter-konventionellem-paclitaxel-npm-423200/

mit G1 bis G3 klassifiziert. G1 bedeutet, dass die Tumorzellen gut differenziert, also wenig aggressiv und den normalen Brustzellen sehr ähnlich sind. Tumorzellen mit dem Grading 1 streuen ausgesprochen selten. G3 bedeutet, die Tumorzellen sind schlecht differenziert, also aggressiv und den normalen Brustzellen sehr unähnlich. Tumore mit G2 bilden die größte Gruppe und liegen zwischen G1 und G3. Mithilfe von Genexpressionstests wird versucht herauszufinden, ob sie sich eher wie G1 oder wie G3-Tumore verhalten, um dann die entsprechende Therapie festzulegen.

Hamburger Modell

Die stufenweise Wiedereingliederung in das Arbeitsleben nach langer krankheitsbedingter Arbeitsunfähigkeit wird als »Hamburger Modell« bezeichnet. Diese Maßnahme kann bis zu sechs Monaten andauern. Während der stufenweisen Wiedereingliederung bleibt der Arbeitnehmer noch krankgeschrieben und bezieht Krankengeld. Der behandelnde Arzt entscheidet über das Arbeitspensum, das der Arbeitnehmer leisten kann. Der Arbeitgeber ist an diese ärztliche Entscheidung gebunden.

Hämoglobin

Eisenhaltiges Eiweiß in den roten Blutkörperchen, das Sauerstoff bindet, diesen durch den Körper transportiert und an die Zellen abgibt. Bei einer Krebserkrankung ist der Hämoglobinspiegel oft durch die Auswirkungen der Therapien herabgesetzt. Dann kann aufgrund der Sauerstoffarmut Atemnot auftreten. Manchmal müssen dann Medikamente oder Bluttransfusionen gegeben werden, um den Hämoglobingehalt zu erhöhen.

Heilungsbewährung Bei Brustkrebs beträgt die Heilungsbewährung in der Regel fünf Jahre.
Im Anschluss an diese Zeit wird überprüft, inwieweit eine sogenannte Heilung eingetreten (also: der Krebs in dieser Zeit nicht zurückgekehrt) ist, und der Grad der Behinderung (siehe oben) wird gegebenenfalls dem tatsächlichen Zustand der Patientin angepasst.

Heparin Medikament, das die Blutgerinnung hemmt. Es wird gegeben, um der Bildung von Blutgerinnseln (Embolien) und Gefäßverschlüssen (Thrombosen) vorzubeugen. Die Gefahr hierfür ist erhöht, weil es aufgrund von Metastasen zu Bewegungsmangel kommen kann, auch der Port (siehe unten), erhöht als Fremdkörper im Organismus das Risiko für Thrombosen.

HER2-Rezeptoren HER2 ist die Abkürzung für human epidermal growth receptor 2 (zu Deutsch: menschlicher epidermaler Wachstumsfaktorenrezeptor). HER2 ist eine Eiweißstruktur auf der Zelloberfläche. Eine normale Zelle besitzt nur eine relativ geringe Anzahl von HER2-Rezeptoren. Sind auf Tumorzellen jedoch viele dieser HER2-Rezeptoren vorhanden, teilen sich die Zellen häufig und der Tumor wächst schnell und unkontrolliert.
Der Antikörper Herceptin (siehe unten) dockt

an diesen Rezeptoren an und blockiert dadurch das Wachstum dieser Zellen.

Herceptin

Handelsname für Medikamente mit dem Wirkstoff Trastuzumab, ein Antikörper, der sich gegen den Rezeptor Her2 richtet, indem er sich an diesen Rezeptor bindet, ihn dadurch blockiert und dadurch das Wachstum der Tumorzellen stoppen kann. Herceptin wird beim primären Brustkrebs nur in Verbindung mit Chemotherapie gegeben (siehe auch: Brustkrebsvarianten, HER2-Rezeptoren).

Hitzewallungen

Typische Beschwerden während der Wechseljahre, die aufgrund von hormonellen Umstellungen auftreten. Sie treten ebenfalls unter Chemotherapie auf, da diese die Eierstöcke zumindest vorübergehend in ihrer Funktion blockiert. Damit versiegt auch die Hormonproduktion.

Hitzewallungen sind eine häufig auftretende Begleiterscheinung bei der Antihormontherapie (siehe oben).

Hormonrezeptoren

Hormonrezeptoren sind Empfänger für Hormone wie Östrogen, Progesteron oder Androgene an den Gewebezellen. Brustkrebspatientinnen vor den Wechseljahren haben zu 50 bis 60 Prozent Hormonrezeptoren an den Brustkrebszellen, im postmenopausalen Stadium zu 70 bis 80 Prozent.

Damit kommt der Tumortyp **Hormonrezeptor positiv** am häufigsten vor. Aus dem Vorhandensein dieser Hormonrezeptoren ergibt sich die Möglichkeit einer endokrinen (antihormonellen) Therapie. Ein Tumor mit vielen Hormonrezeptoren hat in der Regel eine sehr gute Prognose.

Immunzellen

Zellen, die vermehrt bei Abwehrreaktionen des Körpers auftreten.

Die Lymphozyten (B-Lymphozyten und T-Lymphozyten) sind die wichtigste Gruppe unter den Immunzellen (siehe auch: B-Lymphozyten). Viele in den Tumor eingewanderte Immunzellen (Tumorinfiltrierende Lymphozyten, TIL) zeigen an, dass die Chemotherapie sehr gut wirkt.

Infusion

Einbringen von Flüssigkeiten in den menschlichen Körper über eine Vene. Bei der Chemotherapie wird das Medikament per Infusion in den Port (siehe unten) oder direkt in die Vene gegeben, ebenso das Cortison.

Kardiologe

Arzt, der sich mit Erkrankungen des Herzens befasst.

Ki67 (Teilungsrate)

Das Ki67-Antigen ist ein Protein, das sich in aktiven Tumorzellen nachweisen lässt (ein sogenannter Proliferationsmarker). Nach Zusatz des spezifischen Ki67-Antikörpers nehmen Tumorzellen, die sich gerade teilen (sich also **nicht** in der Ruhephase befinden), eine Färbung an und können unter einem Mikroskop erkannt werden. Die Anzahl der so erkennbaren Zellen erlaubt Rückschlüsse auf die Wachstumsgeschwindigkeit und damit auf die Aggressivität des Tumors.

Der Wert wird in Prozent angegeben. Je höher der Wert ist, umso aggressiver ist der Tumor. Die Teilungsrate gibt auch deutliche Hinweise darauf, welche Brustkrebsvariante (siehe oben) vorliegt und auch, wie sinnvoll eine Chemotherapie sein könnte (je höher die Teilungsrate, umso wirksamer in den meisten Fällen die Chemotherapie).

Kieferosteonekrose

Selten eintretende Schädigung der Kieferknochen durch sehr langwierige und oft komplizierte Entzündungen. Diese schwere Komplikation kann nach einer operativen zahnärztlichen Behandlung auftreten, wenn eine Bisphosphonatbehandlung vorangegangen ist. Bisphosphonate beeinflussen den Knochenstoffwechsel und wirken sich auf die Auf- und Abbauprozesse im Knochen aus (siehe auch: Bisphosphonate, siehe auch FAQ 15 zu Bisphosphonaten).

Komplementär-medizin

Unter Komplementärmedizin versteht man die Kombination aus Erfahrungsheilkunde und wissenschaftlich geprüften Methoden. Die Komplementärmedizin bietet Diagnostik und Therapieangebote, die nicht Teil der konventionellen Versorgung sind und in der Regel nicht von den Krankenkassen bezahlt werden. Komplementärmedizin wird oft eingesetzt, um Nebenwirkungen und Begleiterscheinungen der Chemotherapie zu mildern. Zu den Methoden der Komplementärmedizin zählen beispiels-

weise Misteltherapie, Akupunktur, Kräuterthe-
rapie, Kneipp-Anwendungen, Mundspülungen,
Akupressur und bestimmte Ernährungsformen.

**Knochenmark-
untersuchung**

Für eine Knochenmarkuntersuchung entnimmt
der Arzt unter örtlicher Betäubung eine Gewebeprobe aus dem Knochenmark. Das ist bei
Leukämiepatienten eine Routineuntersuchung.
In seltenen Fällen, meist im Rahmen von Studien, wird auch das Knochenmark von Brustkrebspatientinnen auf schlafende Tumorzellen
(siehe: Zirkulierende Tumorzellen) untersucht.

**Knochen-
szintigramm**

Ein nuklearmedizinisches bildgebendes Verfahren, durch das erkannt werden soll, ob in den
Knochen eine Entzündung oder Metastasen
vorhanden sind.

Kurativ

Unter diesem Begriff werden alle Maßnahmen
zusammengefasst, die auf Heilung ausgerichtet
sind.

Leberkoma

Bewusstseinsstörung wie Verwirrung oder Be-
einträchtigung des Sprachvermögens bis hin zur
Bewusstlosigkeit. Tritt als Folge eines Leberver-
sagens aufgrund von Lebermetastasen auf.

Lobulär

Bedeutet: in den Drüsenläppchen. Etwa 15 Prozent aller Brustkrebserkrankungen haben einen
lobulären Ursprung. Der lobuläre Brustkrebs hat
fast immer viele Hormonrezeptoren und dadurch

eine leicht bessere Prognose als der duktale Brustkrebs (siehe oben). Der lobuläre Tumortyp tritt gelegentlich beidseitig auf und zeigt im Gegensatz zum duktalen ein kettenförmiges oder netzartiges Wachstumsmuster. Diese besondere Struktur erschwert die Nachsorge und ist auch dafür verantwortlich, dass diese Tumore oft erst in einem späteren Stadium entdeckt werden.

Lungenembolie

Eine Lungenembolie entsteht, wenn sich ein Blutgerinnsel von einer Gefäßwand im Körper löst, über die Blutbahnen und das Herz in die Lunge wandert und dort ein Blutgefäß teilweise oder vollständig verschließt. Wenn sich Krebspatienten nicht mehr ausreichend bewegen können und/oder aufgrund von Metastasen gelähmt sind, ist das Risiko für eine Lungenembolie erhöht.

Lymphabflusswege, Bestrahlung der

Eine Bestrahlung der Lymphabflusswege umfasst einen Teil der Achselhöhle, die Region ober- und unterhalb des Schlüsselbeins, sowie das Gebiet hinter dem Brustbein. Sie wird erforderlich, wenn wenigstens vier befallene Lymphknoten nachgewiesen sind.

Lymphdrainage

Eine Maßnahme, mit der Schwellungen abgebaut werden sollen, die durch verzögerten Lymphabfluss verursacht wurden. Dabei werden leichte Streich- und Druckmassagen durchgeführt, um die Lymphflüssigkeit in andere Körperregionen zu verteilen, von wo sie besser abfließen kann (siehe auch: Lymphödem).

Lymphknoten

Lymphknoten sind ein wichtiger Teil des Immunsystems. Sie sind etwa fünf bis zehn Millimeter groß, bohnenförmig und von einer Kapsel umgeben. An zahlreichen Stellen des Körpers vorhanden, wirken sie als Filter für das Gewebswasser der jeweiligen Körperregionen. Lymphknoten können unter anderem auch Krebszellen zerstören.

Lymphödem

Anschwellen der Gliedmaßen durch einen Lymphstau, zu dem es durch die Entfernung von Lymphknoten kommen kann. Bei Brustkrebspatientinnen kann ein Lymphödem des Armes oder der Hand auftreten, manchmal auch an der operierten Brust. Es kann vorübergehend oder dauerhaft bestehen, direkt nach der Operation oder auch später auftreten. Regelmäßige Lymphdrainage (siehe oben) und/oder das Tragen eines Kompressionsstrumpfes (Armstrumpf, Handschuh) tragen zur Linderung bei.

Markierungen

Werden vor der ersten Bestrahlung mit einem Filzstift auf der Haut gesetzt. Sie sind sehr wichtig für das richtige Umsetzen des zuvor erstellten Bestrahlungsplanes. Das Bestrahlungsfeld kann anhand der Markierungen über einen langen Zeitraum genau bestimmt werden.

Mastektomie

Hautsparende (subkutane) Mastektomie: Entfernung der Brustdrüse unter Erhalt der Haut. Radikale Mastektomie (Ablatio): Entfernung der Brustdrüse, des Brustmuskels bzw. Teilen davon und der Haut.

Metastasenbefund   Das Auffinden von Metastasen in Knochen oder Organen im Rahmen des Staging. Ein Metastasenbefund wird in der Tumorformel (TNM-Klassifikation) mit M1 angegeben (siehe auch: Tumorformel).

Mikrometastase   Eine Metastase, die kleiner als zwei Millimeter ist. Der Begriff wird oft für Lymphknotenmetastasen verwendet, da solche kleinen Metastasen häufig nur dort aufgrund der Mikroskopie nach Operation gefunden werden.

Misteltherapie   Die *Misteltherapie* gehört zu den am häufigsten angewandten Verfahren in der komplementärmedizinischen Krebsbehandlung (siehe auch: Komplementärmedizin). Man nimmt an, dass die in der Mistel enthaltenen Eiweißstoffe das Immunsystem durch Stimulation unterstützen. Bei Krebserkrankungen des Blut- und Lymphsystems kann die Misteltherapie jedoch bösartige Zellen des Immunsystems zum Wachsen anregen. Bei anderen Krebsarten, wie beispielsweise bei Brustkrebs, können Mistelpräparate jedoch nützlich sein, wenn das Immunsystem nach einer Chemo- oder Strahlentherapie geschwächt ist.

Molekular-pathologie (molekularpathologische Untersuchung des Tumors)   Die Molekularpathologie ist eine Spezialdisziplin der Pathologie (siehe unten). Sie befasst sich mit der Untersuchung von Zellen und Geweben auf molekularer Ebene und trägt besonders in

uneindeutigen Fällen dazu bei, exakte Diagnosen zu erstellen.
Bei Verdacht auf einen Tumor wird immer eine immunhistochemische Untersuchung (Färbereaktion) durchgeführt. Noch genauer kann ein Tumor bei einer molekularpathologischen Untersuchung charakterisiert werden.
Die Molekularpathologie schafft auch die Grundlagen, um Behandlungen sehr genau auf die individuellen Besonderheiten des Tumors auszurichten. Damit bietet die Molekularpathologie eine sinnvolle Ergänzung zu den herkömmlichen Analyseverfahren der Pathologie (siehe unten).

Mutation

Eine dauerhafte Veränderung des Erbgutes. Mutationen treten zufällig auf und sind nicht zielgerichtet, das heißt, sie verfolgen keinen Zweck. Es gibt positive, neutrale und negative Mutationen. Ein Beispiel für eine positive Mutation ist die Laktosetoleranz beim Erwachsenen, die vermutlich in der Steinzeit aufgetreten ist und einen Überlebensvorteil, die Verwertbarkeit tierischer Milch, mit sich brachte. Blaue Augen sind ein Beispiel für eine neutrale Mutation, die vor etwa 10.000 Jahren erstmals auftrat. Die Rot-Grün-Blindheit und die Bluterkrankheit sind negative Mutationen. Auch Mutationen auf den BRCA-Genen (auch Palb2, Check2) sind negative Mutationen, da sie das Risiko für Brust- und Eierstockkrebs erhöhen.

Neoadjuvante (Chemo)

Unterstützende Chemotherapie vor der Operation, mit dem Ziel, den Tumor zu verkleinern oder das Ansprechen der Therapie beurteilen zu können. Sie wird immer häufiger eingesetzt und besonders empfohlen bei triple negativen und HER2 positiven Tumoren. Deutschland gilt als weltweit führend in der Neoadjuvanz.

Neulasta(-Spritze)   Neulasta ist ein Medikament mit dem Wirkstoff Pegfilgrastim, das die Bildung weißer Blutkörperchen stimulieren und damit die Dauer der unter Chemotherapie häufig auftretenden schweren Neutropenie (Absinken der weißen Blutkörperchen) verkürzen soll.

**Non-Hodgkin-
Lymphom**   Das *Non-Hodgkin-Lymphom* ist eine besondere Form von Lymphdrüsenkrebs. Seine Tumore treten hauptsächlich in den Lymphknoten auf, können zudem das übrige lymphatische Gewebe und auch andere Organe befallen.

Oberbauchsono(-grafie) Untersuchung des Bauchraumes mit Ultraschall, wird oft im Rahmen der Staging-Untersuchungen (siehe unten) eingesetzt. Ziel dieser Maßnahme ist die Früherkennung von krankhaften Veränderungen (insbesondere Metastasen, siehe oben) im Bauchraum.

Onkologe   Facharzt für Krebserkrankungen.

Östrogen   Östrogen ist ein weibliches Sexualhormon. Die Mehrzahl der an Brustkrebs erkrankten Patientinnen haben einen östrogenabhängigen Tumor, das bedeutet, das im Körper vorhandene

Östrogen »füttert« die Tumorzellen. Deshalb wird eine Antihormontherapie (siehe oben) eingeleitet. Bei Frauen vor den Wechseljahren soll das dabei eingesetzte Tamoxifen die Östrogenrezeptoren der Tumorzellen besetzen, sodass Östrogen nicht mehr dort andocken kann. Bei Frauen nach den Wechseljahren soll durch den Einsatz von Aromatasehemmern (siehe oben) die Östrogenproduktion im Gewebe und der Nebenniere verhindert werden.

Östrogenspiegel

Östrogene werden in den Eierstöcken und der Nebennierenrinde gebildet. Der Östrogenspiegel im Blut ist abhängig vom weiblichen Zyklus und weist starke Schwankungen auf.

Pathologie

Teilgebiet der Medizin, das sich mit der feingeweblichen Untersuchung von Geweben befasst. Ein Schwerpunkt der Pathologie ist die Beurteilung von Gewebeproben (histologischen Präparaten) mit Hilfe des Mikroskops. Dadurch können unter anderem Aussagen über die Gut- bzw. Bösartigkeit von Tumoren getroffen werden (siehe auch: Molekularpathologie).

Pathologische Komplettremission (PCR)

Eine pathologische Komplettremission (PCR) liegt vor, wenn der Pathologe nach einer zuvor erfolgten Chemotherapie keine aktiven Tumorzellen in der Brust und den Lymphknoten mehr nachweisen kann. Dieser Zustand wird in der Tumorformel (siehe unten) mit »ypT0ypN0«

beschrieben. Wenn eine PCR vorliegt, bedeutet dies eine erheblich bessere Prognose, die Krebserkrankung zu überleben.

Perjeta   Perjeta, Name für Pertuzumab, ist ähnlich wie Herceptin ein Antikörper, der gegen den Her2-Rezeptor eingesetzt wird und mit Herceptin gemeinsam eine wirkungsvolle »Doppelblockade« bildet.

Placebo   Ein Placebo ist ein Scheinmedikament, das einem tatsächlichen Medikament ähnelt, jedoch keinen Wirkstoff enthält. In Studien gibt es oft eine Placebo-Gruppe (sogenannter Placebo-Arm). Die »Wirkung« eines Placebos kann ausschließlich psychischer Natur sein, beruht also ausschließlich darauf, dass der Patient oder die Patientin glaubt, ein Medikament zu nehmen. Damit kann man in Studien die tatsächliche von der möglichen psychischen Wirkung bestimmter Methoden und Medikamente abgrenzen.

Planungs-CT   Eine aufwändige computertomographische Untersuchung, die im Vorfeld einer Strahlentherapie erfolgt. Sie gibt genaue Informationen über individuelle anatomische Gegebenheiten des Patienten und über die zu bestrahlende Körperregion. Mithilfe des Planungs-CT kann man genau festlegen, welche Region bestrahlt werden soll und welche Organe bei der Bestrahlung geschont werden müssen (siehe auch: Markierungen). Bei einer Bestrahlung der Brust muss vor allem das Herz und die Lunge vor möglichen Strahlenschäden geschützt werden.

Pleuraergüsse

Flüssigkeitsansammlungen zwischen Lunge und Brustkorb, die als Folge des Fortschreitens einer Brustkrebserkrankung auftreten oder durch Einschränkungen der Herztätigkeit (Insuffizienz) hervorgerufen werden können. Pleuraergüsse werden in der Regel punktiert, jedoch bildet sich die Flüssigkeit häufig wieder neu, sodass man als Alternative in einer Operation den Pleuraspalt verkleben oder eine »Dauerdrainage« legen kann. Mögliche Risiken und Nebenwirkungen bei Letzterem sind, dass Infektionen auftreten können.

Port

Der Port ist eine runde Kunststoffkammer in der Größe einer Zwei-Euro-Münze mit einer Membran und einem Silikonschlauch. Er dient als »Einfüllstutzen«, insbesondere bei der Gabe von Chemotherapie-Medikamenten und erspart dem Patienten ein häufiges »Anstechen« der Armvenen, die dadurch geschont werden. Der Port wird vor Beginn der Chemotherapie bei einem kleinen chirurgischen Eingriff unter Röntgenkontrolle in das Unterhautfettgewebe implantiert, meist im Bereich des Schlüsselbeins. Sein Schlauch wird in das Venensystem eingeführt und endet kurz vor dem Herzen. Über die Einleitung in ein großes Blutgefäß wird bewirkt, dass die große vorbeifließende Blutmenge das Medikament schnell verdünnt. Dadurch werden Schäden an der Innenwand des Gefäßes vermieden. Infusionen über einen Port erfolgen mit einer speziellen Injektionsnadel.

Portnadel — Spezielle Nadel, um den Port anzustechen. Sie ist gebogen und hat einen besonderen Schliff, damit die Portmembrane beim Einstich nicht beschädigt wird.

Primärer Brustkrebs — Brustkrebstumor, der bei Erstdiagnose noch keine Fernmetastasen gebildet hat.

Propofol — Ein sehr gebräuchliches Anästhetikum (Narkosemittel). Es wird über die Vene verabreicht.

Psychoonkologie — Sie befasst sich u. a. mit der psychologischen Betreuung und Behandlung von Krebspatienten.[11] Im Fokus stehen dabei die psychischen Belastungen, die sich durch eine Krebserkrankung entwickeln können sowie deren Auswirkungen auf die Lebensqualität der Betroffenen. Psychoonkologen verfügen über unterschiedliche Techniken, um Patientinnen beim Umgang mit ihrer Krankheit zu unterstützen. Dazu gehören auch sogenannte imaginative Verfahren wie Visualisierungen, die auf der Vorstellungskraft basieren. Ziel psychoonkologischer Maßnahmen ist es, Ängste zu bewältigen, sozialer Isolation entgegenzuwirken und das Selbstwertgefühl der Patientinnen zu stärken. Die Kosten werden von den Krankenkassen übernommen.

---

11 www.krebsratgeber.de/themen/psychische aspekte; www.biokrebs.de/ Therapie/Seele und Körper/Psychoonkologie

Punktion	Entnahme von Flüssigkeit oder Gewebe aus dem Körper durch Einstich mit einer Hohlnadel. Eine Punktion dient einerseits der Entlastung des Patienten, in dem er beispielsweise von Flüssigkeiten wie Bauchwasser (siehe oben) oder einem Pleuraerguss (siehe oben) befreit wird. Zum anderen wird durch Punktionen auch Flüssigkeit oder Gewebe entnommen, etwa, um es auf Tumorzellen zu untersuchen. Ebenso dient eine Punktion auch der Entnahme von Teilen einer Metastase, um diese auf das Vorhandensein von Rezeptoren zu untersuchen. Vor der Punktion wird die Einstichstelle möglichst immer betäubt.
Radikale Mastektomie (Ablatio)	Siehe: Mastektomie
Rezidivrisiko	Das Rezidivrisiko ist das Rückfallrisiko. Es ist beim Brustkrebs stark von der Tumorbiologie, der Größe des Tumors und der Anzahl befallener Lymphknoten abhängig. Mithilfe der Tumorformel (siehe unten) kann man das Rückfallrisiko in etwa einschätzen. Noch bessere Auskünfte über das Rückfallrisiko geben Genexpressionstests (siehe oben) oder molekularpathologische Untersuchungen (siehe oben).
Sekret	Flüssige Absonderung von Drüsen oder Wunden.
Senologe	Arzt, der sich mit Erkrankungen der Brustdrüse befasst.

Sentinel-Operation

Ein Sentinel-Lymphknoten ist sozusagen ein »Wächterlymphknoten«. Damit sind die Lymphknoten gemeint, die im direkten Abflussgebiet des Tumors liegen. Bei einer Sentinel-Operation sollen befallene Lymphknoten identifiziert werden, um sie dann zu entfernen. Ziel ist, dass dabei möglichst viele gesunde Lymphknoten erhalten bleiben. Dazu muss festgestellt werden, über welche in Tumornähe liegenden Lymphknoten die vom Tumor stammende Flüssigkeit abtransportiert wird.

Vor dem chirurgischen Eingriff wird eine radioaktive Substanz in das Tumorgebiet eingespritzt. Mit einem Geigerzähler kann anschließend geprüft werden, welche Lymphknoten radioaktives Material aufgenommen haben. Diese Lymphknoten werden als Sentinel- oder Wächter-Lymphknoten bezeichnet und mit einem feinen Draht versehen.

Bei der sich anschließenden Operation werden die gekennzeichneten Lymphknoten entnommen und sofort – noch während der Operation – histologisch auf Tumorzellen untersucht (Schnellschnittmethode). Wenn keine Tumorzellen gefunden werden, wird in der Regel auf die Entnahme weiterer Lymphknoten verzichtet.

Die Sentinel-Bestimmung bietet keine absolute Sicherheit, denn auch hinter einem »sauberen« Sentinel-Lymphknoten kann mitunter ein befallener Lymphknoten unentdeckt bleiben. Die Rate der falsch-negativen Ergebnisse liegt bei fünf bis sieben Prozent.

Eine Studie (INSEMA)[12] überprüft derzeit, ob man bei einem frühen Mammakarzinom mit unauffälliger Achselhöhle und geplanter brusterhaltender Operation auf die Operation der Achselhöhle verzichten kann, also auch auf die Sentinel-Operation.

S3-Leitlinien

Das sind die Leitlinien der Deutschen Krebsgesellschaft e.V. (DKG). Die S3-Leitlinien geben den aktuellen Stand des Wissens in Form von Expertenmeinungen und klinischen Studien wieder. Sie geben Empfehlungen an Ärzte und Patienten bezüglich der Therapie, müssen aber nicht in jedem Einzelfall eingehalten werden. Die DKG und die Deutsche Gesellschaft für Gynäkologie und Geburtshilfe (DGGG) haben zum Beispiel 2012 federführend eine S3-Leitlinie zum Thema »Mammakarzinom der Frau: Diagnostik, Therapie und Nachsorge" veröffentlicht.[13]

Staging-Untersuchungen

Diese Untersuchungen auf (Fern-)Metastasen finden direkt nach der Diagnose statt und dienen dazu, die Ausdehnung der Krebserkrankung festzustellen, diese in ein bestimmtes Stadium einzuordnen und anhand dieser Einstufung die geeignete Therapie zu finden. Für Brustkrebspatientinnen kommen im Rahmen des Stagings vor allem folgende Unter-

---

12 https://idw-online.de/de/news639718; „Müssen Lymphknoten bei Brustkrebs raus?"
13 http://www.awmf.org/uploads/tx_szleitlinien/032-045OL_l_S3__Brustkrebs_Mammakarzinom_Diagnostik_Therapie_Nachsorge_2012-07.pdf

suchungen in Betracht: Knochenszintigraphie, Oberbauchultraschall, Röntgen des Brustkorbes (siehe auch: Knochenszintigramm, Oberbauchsonografie).

Stanzbiopsie

Der Begriff Biopsie leitet sich ab vom griechischen Bios (Leben) und Opsis (Sehen). Die Stanzbiopsie ist ein Verfahren zur Gewinnung von Gewebeproben aus krankheitsverdächtigen Körperregionen mit Hilfe einer Hohlnadel. Die Entnahme wird unter Ultraschallkontrolle durchgeführt. Entnommene Proben werden von der Pathologie untersucht.

Die Prozedur ist an sich nicht schmerzhaft, denn die Haut wird mit einer Spritze betäubt. Lediglich der Knall, der bei der Entnahme des Gewebestückes entsteht, lässt einen zusammenzucken. Dieser Vorgang der Entnahme wird bis zu siebenmal wiederholt, um aus verschiedenen Bereichen des Tumors Gewebe zu entnehmen. Durch die Stanzbiopsie können schon vor einer Operation viele für die weitere Therapie wichtige Informationen gewonnen werden. Sie führt bei Brustkrebs nicht zu einer Streuung von Tumorzellen (siehe auch: Pathologie, Molekularpathologie).

Subkutane Mastektomie

Siehe: Mastektomie

Systemische Erkrankung

Eine Erkrankung, die den gesamten Körper betrifft.

Schlafende
Tumorzellen   Dies sind Krebszellen mit Stammzellcharakter, die den Tumor (hier: Brusttumor) frühzeitig verlassen haben, als zirkulierende Tumorzellen über den Blutweg ins Knochenmark gelangt sind und dort als »Schläferzellen" im Ruhezustand über viele Jahre verbleiben. Sie teilen sich in diesem Zustand nicht und können deshalb nicht mit einer Chemotherapie angegriffen werden.

Man vermutet, dass Bisphosphonate schlafende Tumorzellen vernichten können. In einer Studie der Unifrauenklinik Essen konnte dies mit dem oralen Bisphosphonat Ostac gezeigt werden.[14] Metastasen können ausschließlich aus Tumorzellen mit Stammzellcharakter entstehen (siehe auch: Bisphosphonate).

TAC   Poly-Chemotherapie mit den Substanzen Taxotere, Adriamycin, Cyclophosphamid.

Der Vorteil einer TAC ist, dass man sehr schnell sehen kann, wie der Tumor auf die Chemotherapie anspricht, denn man bekommt alle Medikamente gleichzeitig.

Diese Therapie wirkt meist sehr gut, ist aber extrem belastend für die Patientinnen. Deshalb wird heute meist auf die schonendere Verabreichung »EC+Paclitaxel « gesetzt. Bei diesem heute bevorzugten Schema bekommt man erst viermal EC (Epirubicin und Cyclophosphamid) oder zwölfmal Paclitaxel, gefolgt vom jeweils

---

14 https://www.uk-essen.de/aktuelles/detailanzeige0/?tx_ttnews%5Btt_news%5D=978; „Schlafenden Krebszellen auf der Spur"

anderen Medikament. Da die Tumore manchmal nur auf das eine oder auf das andere Che-
motherapeutikum ansprechen, sieht man unter
Umständen sehr spät, ob und wie die Chemotherapie wirkt.

Teilungsrate   Siehe: Ki67

triple negativ   Siehe: Brustkrebsvarianten

triple positiv   Siehe: Brustkrebsvarianten

Tumor   Geschwulst, die gutartig oder bösartig sein
kann.

Tumorformel   Die Tumorformel eines Patienten basiert auf
der TNM-Klassifikation. Sie gibt an, wie groß
der Tumor war, wie viele Lymphknoten (Node)
befallen und ob Fernmetastasen vorhanden waren. Die Formel ist damit der »Steckbrief« eines
Tumors. Zusätzlich beinhaltet sie auch Informationen über die Zellteilungsaktivität (Ki67, siehe
Teilungsrate) und den Rezeptorstatus. Sie beschreibt auch, ob der Krebs in die Lymphgefäße
(L) oder ins Venensystem (V) eingebrochen ist.
Die Tumorformel ist wichtig, damit das Stadium
festgelegt werden kann, die Prognose bestimmt
wird und Entscheidungen zum Therapievorge-
hen getroffen werden können.
Beispiel: T1c, N2a, M0, Ki67 25%, L0, V0, G3, ER-
PR- Her2- (Tumorformel der Autorin); Diese Formel sagt aus: Der Tumor ist größer als ein Zentimeter und kleiner als zwei Zentimeter. N2a be-

deutet: Es waren mehr als drei, aber weniger als zehn Lymphknoten befallen. Die Teilungsrate des Tumors betrug 25 Prozent, das ist weder besonders hoch noch besonders niedrig. Der Tumor war weder ins Lymphgefäßsystem (L0) noch ins Blutgefäßsystem (V0) eingebrochen. Das Grading war 3, also dem Ursprungsgewebe sehr unähnlich, sehr entartet und aggressiv. Er- und PR- stehen für die fehlenden Hormonrezeptoren Österogen(ER) und Progesteron(PR). Der Wachstumsfaktor Her2 war auch negativ.

Tumorkonferenz

Das ist eine regelmäßige Zusammenkunft von Ärzten verschiedener Fachrichtungen (Chirurgen, Onkologen, Radiologen, Pathologen). Diese Expertenrunde erörtert die Befunde der Tumorpatienten und entwickelt individuelle Behandlungsstrategien. Die Tumorkonferenz soll die bestmögliche Therapie für den Patienten und die Einhaltung der Leitlinien gewährleisten. Regelmäßig stattfindende Tumorkonferenzen sind eine Voraussetzung für die Anerkennung als zertifiziertes Brustzentrum (siehe auch: S3-Leitlinien, Brustzentrum).

Tumormarker

Tumormarker sind bestimmte Proteine im Blut. Sie werden entweder von den Tumorzellen selbst oder von gesunden Zellen (dann als Reaktion auf vorhandene Tumorzellen) gebildet. Wenn ihre Konzentration erhöht ist, kann das auf das Vorhandensein von Tumoren oder Metastasen hinweisen. Die Werte können aber auch als Folge einer Entzündung erhöht sein.

Nur ein kontinuierlicher Anstieg der Werte, ausgehend von den individuellen Basiswerten des Patienten und über einen definierten Zeitraum hinweg, ist aussagekräftig. Die Bestimmung der Tumormarker sollte stets durch ein und dasselbe Labor erfolgen. Dazu müssen auch immer dasselbe Testverfahren und identische Testreagenzien vom selben Hersteller eingesetzt werden.

Viszerale Metastasen Metastasen in den inneren Organen (zum Beispiel in Leber, Lunge oder Gehirn).

Visualisierung Eine Entspannungsmethode. Wesentlicher Bestandteil sind Übungen, die auf der Vorstellungskraft des Patienten basieren. Entwickelt wurde die Methode der Visualisierung in den 1970er-Jahren vom amerikanischen Radiologen und Onkologen O. Carl Simonton. Die Methode wird in der Psychoonkologie (siehe oben) eingesetzt.
Ziel der Visualisierung ist es, Stress, Ängste und depressive Verstimmungen zu reduzieren, Schmerzen besser in Worte fassen und so den Umgang mit Schmerzen zu lernen. Die Visualisierung soll die Selbstheilungskräfte im Zusammenspiel von Körper, Geist und Seele aktivieren. Sie kann in der Krebsbehandlung die Methoden der Schulmedizin ergänzen.

Vitamin D3 D3 ist eigentlich gar kein Vitamin, sondern ein Hormon. Es wird auch als »Sonnenhormon« bezeichnet. Der menschliche Körper stellt es mit

Hilfe des Sonnenlichts (UVB-Strahlung) in der Haut her.

Verschiedene Studien[15] haben gezeigt, dass Menschen mit einem höheren Vitamin-D3-Spiegel im Blut seltener an Krebs erkranken und im Fall einer Erkrankung eine günstigere Prognose aufweisen.

Es wird vermutet, dass Vitamin D3 bei Brustkrebspatientinnen die Entwicklung von normalen Brustzellen positiv beeinflusst, das Wachstum von Krebszellen hemmt und die Apoptose (eine Form des programmierten Zelltods) fördert.

Bei Tumorpatienten sollte der Vitamin-D3-Spiegel (25-OH) nicht unter 50 Nanogramm/Milliliter Blut liegen (mehr Informationen auch im FAQ 16 zu Vitamin D3).

Xeloda

Chemotherapiemedikament in Tablettenform, Handelsname für Medikamente mit dem Wirkstoff Capecitabin.

Xeloda ist zumeist gut verträglich und hat keinen Haarausfall zur Folge. Als Nebenwirkung tritt jedoch oft das Hand-Fuß-Syndrom auf (Schmerzhafte Rötung und Schwellung an den Handflächen und Fußsohlen, werden mit speziellen Salben behandelt). Xeloda wird vorwiegend im metastasierten Stadium eingesetzt.

Deutliche Nebenwirkungen (etwa Durchfall, Verstopfung, Übelkeit, Müdigkeit, Ausschlag, Verminderung der Anzahl an weißen und roten

---

15 http://www.senolog.de/ueberleben-patientinnen-mit-hoeheren-vitamin-d-spiegeln-bei-brustkrebs-laenger/

Blutzellen, Mundschleimhautentzündung) gelten bei Xeloda als Hinweis auf ein gutes Ansprechen dieses Medikaments.

Zirkulierende
Tumorzellen (CTC)   Zirkulierende Tumorzellen (oder auch: Circula-
ting Tumor Cells, CTC) sind Zellen, die frühzeitig
aus dem Tumor herausgewandert sind und über
das Blut oder das Lymphsystem in den Körper
gelangen. Sie haben zum Teil Stammzellcharakter, das bedeutet, dass sie sich teilen und zu
Metastasen entwickeln können. Im Blutkreislauf
haben sie zwar nur eine kurze Lebensdauer von
circa zwei Stunden, können sich aber bis dahin
schon im Knochenmark oder anderen Organen
angesiedelt haben, wo sie in einen Ruhezustand übergehen. Sie werden dann als »schlafende Tumorzellen« (Dormant Tumor Cells, DTC)
bezeichnet. In dieser Phase sind sie mit einer
Chemotherapie nicht mehr angreifbar und können im Knochenmark bis zu zwei Jahrzehnte
überleben.
Wenn zirkulierende Tumorzellen gefunden werden, ist das mit einer schlechteren Prognose
verbunden.

Zometa   Zometa ist ein modernes Bisphosphonat, Handelsname für den Wirkstoff Zoledronsäure.
Ursprünglich wurden Bisphosphonate zur Therapie der Osteoporose eingesetzt. Heutzutage
werden sie auch zur Behandlung von Knochen-
komplikationen aufgrund von Knochenmetastasen genutzt. Für bestimmte Brustkrebs-Pa-

tientengruppen werden sie zur Prophylaxe vor Knochenmetastasen und viszeralen Metastasen verwendet.

Zometa wird intravenös verabreicht und wirkt über einen langen Zeitraum. In sehr seltenen Fällen kann es zu einer Kieferosteonekrose kommen (siehe auch: Bisphosphonate, Kieferosteonekrose).

Zweitmeinung

Eine zusätzlich eingeholte fachärztliche Therapieempfehlung. Diese ist insbesondere zu empfehlen, wenn schwerwiegende Maßnahmen abzusehen sind. Das Einholen einer Zweitmeinung zielt nicht darauf, Diagnosen zu hinterfragen. Vielmehr kann durch diese Zweitmeinung auf der Grundlage einer feststehenden Diagnose dem Patienten ein alternatives Vorgehen bei der Therapie aufgezeigt werden. Das schafft eine verbesserte Entscheidungsgrundlage, auf der die Patientin die optimale Therapie auswählen kann.

Auswertungen zeigen, dass in der Onkologie nicht selten Abweichungen zwischen Erst- und Zweitmeinung bestehen (siehe auch FAQ 4 Zweitmeinung).

Diese Internetadressen habe ich für meine Recherchen zum Glossar
vor allem genutzt:

- www.aerzteblatt.de
- www.aerztezeitung.de
- www.journalonko.de
- www.krebsgesellschaft.de
- www.krebsinformationsdienst.de
- www.mamazone.de
- www.oncotrends.de
- www.senolog.de
- www.springermedizin.de
- www.trillium.de

Hintergrundwissen: FAQs – häufig gestellte Fragen

Während der vergangenen Jahre ist mir bewusstgeworden, wie viele Patientinnen es gibt, die sich dringend verständliche Informationen und konkrete Ratschläge zu ihrer Erkrankung und zu ihren Therapien wünschen. Mit der Diagnose, dem damit verbundenen Schock und dem anschließend beginnenden »Alltag als Patientin« fehlt es leider oft an der Zeit und Gelegenheit für ausführliche Gespräche mit den beteiligten Ärztinnen und Ärzten. Hinzu kommt, dass sich viele Fragen nicht während eines Gesprächs mit behandelnden Ärztinnen ergeben, sondern oft erst danach, wenn man über das Gehörte nachdenken konnte und dabei erst langsam begreift, welche Aspekte und Konsequenzen die eben angekündigte Maßnahme oder Untersuchung noch haben könnte ...

Aus der Vielzahl von Anfragen, die ich vor allem durch meine Tätigkeit in Brustkrebsforen erhalten habe, habe ich die folgenden Fragen ausgewählt, denn sie wurden besonders häufig gestellt. Ich habe mich bemüht, sie nach dem neuesten Wissensstand und nach bestem Gewissen zu beantworten. Wichtig ist, dass Sie bitte auch beim Lesen dieser Seiten immer im Hinterkopf behalten: Meine Ratschläge können und sollen einen kompetenten ärztlichen Rat auf keinen Fall ersetzen! Sie basieren auf dem Wissen über Brustkrebs, das ich mir seit meiner Erkrankung angeeignet habe. Vieles habe ich durch intensive Recherchen im Internet gefunden. Besonders wertvoll waren für mich außerdem die Besuche der Diplompatientin-Kongresse von Mamazone e.V., die jährlich in Augsburg stattfinden.

FAQ 1: Wieso bin gerade ich an Brustkrebs erkrankt?

Diese Frage stellt sich wohl jeder, der die Diagnose Krebs bekommt. Es ist eine menschliche Sehnsucht, in Krisensituationen Erklärungen zu finden und die »Schuldfrage« zu klären.

Über viele Jahrhunderte war die Antwort auf das »Warum?« bei Katastrophen und Krankheiten jeder Art einfach gefunden: Gott bestrafte die Menschen für ihre Sünden. Mit der weiteren Entwicklung der Medizin wurde immer klarer, dass ganz andere Ursachen, nämlich medizinische, beim Entstehen von Krankheiten eine Rolle spielen.

Über Krebs zum Beispiel weiß man heute, dass es ein hochkomplexes Geschehen ist, das von einer Vielzahl von Faktoren beeinflusst wird. Krebs entsteht, wenn Fehler bei der Zellteilung auftreten. Diese sogenannten Mutationen gibt es ständig in unserem Körper. In den meisten Fällen erkennt der Körper sie rechtzeitig und zerstört diese fehlerhaften Zellen, bevor sie sich unkontrolliert weiter teilen und einen Tumor entstehen lassen können.

Diese Fehlererkennung funktioniert aber leider nicht immer. Es kann sein, dass die Interaktion zwischen den entarteten Zellen und den Zellen des Immunsystems gestört ist. Auch können eigene genetische Defekte der Tumorsuppressorgene (Tumor unterdrückende Gene) dazu führen, dass diese nicht in der Lage sind, die Vermehrung der fehlerhaften (Tumor-)Zellen zu stoppen. Welche Faktoren genau dazu führen, ist auch heute noch nicht abschließend geklärt.

Durch die Untersuchung tausender Tumore haben Wissenschaftler und Mediziner inzwischen zumindest herausgefunden, dass bei unterschiedlichen Krebsarten Gemeinsamkeiten im Bereich der fehlerhaften Regulation durch bestimmte Gene vorliegen. Gruppen dieser

Gene steuern die Prozesse, welche die vielen verschiedenen Zelltypen eines Menschen entstehen lassen. Daraus schließt man, dass die Entstehung jedes Tumors auf dieselbe Ursache zurückzuführen ist. Ererbte genetische Mutationen (Abweichungen), wie zum Beispiel in den Genen BRCA-1 und BRCA-2 erhöhen das persönliche Risiko, an bestimmten Krebsarten, wie Brust-, Eierstock-, Prostata-, Bauspeicheldrüsen- und Dickdarmkrebs zu erkranken. Diese Mutationen führen zu Fehlfunktionen der sogenannten Tumorsuppressorgene, die normalerweise eine Tumorentstehung verhindern sollen. Wenn eine solche Mutation vorliegt, erhöht sich die Wahrscheinlichkeit, an einer dieser Krebsarten zu erkranken, teilweise drastisch.

Ob es bei den ererbten Mutationen auch tatsächlich zu einer Erkrankung kommt, ist nach Meinung des US-amerikanischen Krebsforschers Bert Vogelstein dennoch von Zufällen abhängig. Er behauptet, dass zwei Drittel aller Tumore, unabhängig von genetischen Gegebenheiten und dem individuellen Lebenswandel, allein durch Schicksal entstehen. Vogelstein beschreibt die Entstehung von Krebs als ein Zusammenspiel aus Zufall, Umwelteinflüssen und erblicher Veranlagung.[1]

Es ist bekannt, dass auch Menschen an Krebs erkranken, die sich gesund ernährt und viel bewegt haben, ebenso Nichtraucher und auch diejenigen, die keinen Alkohol getrunken haben. Kurz: Menschen, die »alles richtig« gemacht haben. Andere rauchen, trinken, leben insgesamt nicht besonders gesund – und bekommen dennoch keinen Krebs.

Wie lange hatten mich verschiedene »Experten« aus meinem Umfeld (ver)zweifeln lassen, mit ihren unpassenden und uner-

---

1   www.Zeit.de/wissen/gesundheit/2015-01/tumore-krebs-zufall-mutation;
    zwei Jahre später neu überarbeitet und hier zu lesen: www.faz.net/-gwz-
    8w9pj

wünschten Erklärungen! So viele glaubten zu wissen, warum ich an Brustkrebs erkrankt war. Wenn ich heutzutage, mit dem Wissen um meine ererbte BRCA2-Mutation, meine persönliche Lebenssituation betrachte, wird mir klar, dass ich mit hoher Wahrscheinlichkeit Brustkrebs bekommen musste, einfach aufgrund der ererbten Veranlagung. Eine traurige, doch auch versöhnliche Erkenntnis. Andere Voraussetzungen oder mein »Lifestyle« haben zumindest nicht zu meiner Krebserkrankung beigetragen: Ich war nie übergewichtig, habe zwei Kinder vor dem 30. Lebensjahr geboren und gestillt, war immer körperlich aktiv und habe mich gesund ernährt. Ich gehörte eben einfach nicht zu der kleinen Gruppe von Frauen, die trotz Genmutation verschont bleiben. Ich hatte zusätzlich zu meiner Mutation einfach Pech.

Es gilt als erwiesen, dass sich die Stammzellen bei den am häufigsten auftretenden Krebsarten (Brust-, Prostata-, Bauchspeicheldrüsen- und Dickdarmkrebs) auch besonders schnell teilen. Mit zunehmendem Alter steigt deshalb die Rate dieser Krebserkrankungen, weil immer häufiger Fehler bei der Zellteilung auftreten. Doch es erkranken auch Babys und Kleinkinder an Tumoren. Mit den bekannten Lifestyle-Faktoren und dem Alter kann man das nicht erklären. Diese kleinen Patienten haben womöglich auch einfach nur »Pech gehabt«.

FAQ 2: Welchen Vorteile bietet mir ein zertifiziertes Brustzentrum?

Zertifizierte Brustzentren sind auf Brustkrebs spezialisierte Kliniken, die nach aktuellen wissenschaftlichen Standards arbeiten, ein anerkanntes Qualitätsmanagement betreiben und nach den aktuellen S3-Leitlinien der Deutschen Krebsgesellschaft (DKG) und der Deutschen Gesellschaft für Senologie (DGS) arbeiten. **Ich rate**

allen Erkrankten, sich unbedingt für ein zertifiziertes Brustzentrum zu entscheiden.

Meist schlägt auch der behandelnde Gynäkologe für die weitere Behandlung ein zertifiziertes Brustzentrum vor. Man kann sich auch im Internet auf der Homepage www.medfuehrer.de informieren, wo solche Zentren zu finden sind. Zurzeit gibt es in Deutschland circa 50 zertifizierte Brustzentren. Hier hat man aufgrund der relativ hohen Anzahl an Behandlungen umfangreiche Erfahrungen, es finden regelmäßig interdisziplinäre Tumorkonferenzen statt.

Folgende Aspekte sollte man bei der Wahl eines zertifizierten Brustzentrums hinterfragen:

- Besitzt das Zentrum ein Qualitätszertifikat, ausgestellt von der DKG und der DGS?
- Finden regelmäßig Tumorkonferenzen statt?
- Orientiert man sich im Brustzentrum an den aktuellen Leitlinien der DKG und der DGS und setzt diese konsequent um?
- Können Patentinnen schnell einen Termin bekommen (also innerhalb von maximal zwei Wochen)?
- Ist die Zusammenarbeit mit Pathologen, Radiologen, psychologischen Betreuern, Sozialarbeitern gesichert (hierfür am besten auf der Internetseite danach schauen oder telefonisch im Brustzentrum danach fragen).
- Wird man darauf hingewiesen, dass man eine Zweitmeinung einholen kann?
- Wie ist der Zugang zu brustaufbauenden Operationen? Werden verschiedene Optionen angeboten? Gibt es plastische Chirurgen im Brustzentrum?
- Gibt es Studien, an denen man teilnehmen kann?

FAQ 3: Wie schnell streut Brustkrebs?

Brustkrebstumore streuen leider schon sehr früh, ab einer Größe von ungefähr fünf Millimetern, also deutlich früher, als man sie in der Regel entdeckt. Dies bedeutet aber nicht zwangsläufig, dass Lymphknoten befallen oder gar Metastasen gebildet wurden.

Die beim Streuen freigesetzten sogenannten zirkulierenden Tumorzellen (auch CTC) haben im Blut erst einmal nur eine Lebensdauer von etwa zwei Stunden. Falls sie es aber schaffen, sich im Knochenmark einzunisten, können sie dort viele Jahre in einem inaktiven Zustand als sogenannte schlafende Tumorzellen überleben (siehe auch im Glossar: schlafende und zirkulierende Tumorzellen).

FAQ 4: Sollte ich eine Zweitmeinung einholen?

Eine Zweitmeinung ist sicher von Vorteil, wenn Zweifel an der vorgeschlagenen Therapie aufkommen oder man einfach kein gutes Gefühl hat. Es gibt Berichte,[2] nach denen jede sechste Zweitmeinung zu einer wesentlichen Therapieänderung geführt haben soll. Als Grund dafür wird angegeben, dass in diesen Fällen die Erstmeinung nicht leitlinienkonform war.

Die meisten Ärzte stehen einer Zweitmeinung positiv gegenüber. Um Unklarheiten zu vermeiden, sollte sie stets schriftlich niedergelegt werden.

---

2 Artikel in der Ärzte Zeitung vom 24.02.2016, »Zweitmeinung- Auswirkung auf jede sechste Krebs-Therapie«; http://www.aerztezeitung.de/politik_gesellschaft/versorgungsforschung/default.aspx?sid=905849&cm_mmc=Newsletter-_-Newsletter-O-_-20160225-_-Versorgungsforschung

Ich selbst habe in meiner Krebsbehandlung auf eine Zweitmeinung bewusst verzichtet, weil ich mich in meinem Brustzentrum immer wohl und gut betreut gefühlt habe und keine Zweifel an der Behandlung hatte beziehungsweise auf alle meine Fragen hierzu stets sofort eingegangen und reagiert wurde.

FAQ 5: Sollte ich an einer Medikamentenstudie teilnehmen?

Nicht selten bieten Ärztinnen und Ärzte ihren Patientinnen die Teilnahme an einer Medikamentenstudie an. Viele Patientinnen fühlen sich dadurch erst einmal verunsichert, denn sie fürchten, hierbei ein »Versuchskaninchen« zu sein. Bei näherem Hinsehen wird jedoch deutlich, wie viele Vorteile verschenkt werden, wenn man die Teilnahme ablehnt: In Studien werden in der Regel neu entwickelte Medikamente oder auch neue Kombinationen von bekannten Medikamenten auf ihre Wirksamkeit untersucht. Man sollte sich bewusstmachen, dass alle heute bewährten Chemo-Schemata auf den Ergebnissen vorheriger Studien beruhen. Studien, die heute stattfinden, leisten also auch wichtige Beiträge für die Brustkrebsbehandlung in der Zukunft.

Den größten Vorteil einer Studienteilnahme sehe ich darin, dass man als Patientin wesentlich früher Zugang zu den neuesten Medikamenten erhält. Hinzu kommt, dass Teilnehmerinnen auch in der Nachsorge viel häufiger und umfangreicher untersucht werden, als dies bei der regulären Nachsorge erfolgt. Durch diese intensivere ärztliche Betreuung kann auch viel früher auf mögliche Veränderungen reagiert werden – und Sie haben außerdem viel öfter Gelegenheit zu Gesprächen mit den behandelnden Ärzten.

Besonders Patientinnen mit einem triple negativen Tumor können von der Teilnahme an einer Studie profitieren, gibt es doch für sie außer der Chemotherapie keine Behandlungsalternativen. So untersucht zum Beispiel eine aktuelle Studie für diese Patientengruppe (GeparNuevo-Studie)[3] die Wirksamkeit des neuen PD-L1-Antikörpers (Immuntherapie). Außerhalb von Studien wäre dieser wahrscheinlich erst in einigen Jahren erhältlich.

Ich rate daher allen Patientinnen in der kurativen (auf Heilung ausgerichteten) Therapie, Studien-Angebote möglichst immer anzunehmen. Vielen Vorteilen stehen aus meiner Sicht keine Nachteile gegenüber. Ich bin davon überzeugt, dass die oft zitierte Aussage: »Studienteilnehmerinnen überleben länger« uneingeschränkt richtig ist.

Anders verhält es sich unter Umständen bei der palliativen Therapie. Wenn nach einem Metastasenbefund, der ein zügiges Handeln erfordert, eine Studie mit einer Placebogruppe angeboten wird, kann man nicht sicher sein, ob man den neu zu testenden Wirkstoff überhaupt erhält oder neben dem konventionellen Medikament leider nur das »Scheinmedikament«. Das nützt dann aber der Patientin nichts, wenn beispielsweise das konventionelle Medikament in der Vergangenheit nicht den gewünschten Nutzen brachte und sie gezielt auf das zu testende neue Medikament hofft. Außerhalb von Studien bleibt dann immer noch die Möglichkeit, dieses Medikament per »off-label-use« (zulassungsüberschreitender Anwendung) über die Krankenkasse genehmigt zu bekommen. Ärzte dürfen dies veranlassen, die Kosten werden dann jedoch in der Regel nicht von den Krankenkassen getragen.

---

3   http://www.gbg.de/de/studien/geparnuevo.php

FAQ 6: Sollte die Chemotherapie vor oder nach der OP (neoadjuvant oder adjuvant) stattfinden?

Viele Patientinnen – so auch ich – haben direkt nach der Diagnose den natürlichen Impuls, den Tumor sofort entfernen zu lassen. Das ist nachvollziehbar, aber im Sinne einer zielgerichteten Therapie ist die sofortige Entfernung des Tumors nicht unbedingt der sinnvollste Weg. Für eine durchdachte Entscheidung muss stets die Charakteristik des Tumors berücksichtigt werden. auch sehr wichtig ist die Größe des Tumors: Ist er sehr groß, kann man versuchen, ihn mit einer neoadjuvanten Chemotherapie (also einer Chemotherapie vor der Operation, siehe auch im Glossar: neoadjuvant) so zu verkleinern, dass eine Operation schonend durchgeführt werden kann.

Mittlerweile ist es fast Standard, bei einem triple negativen oder HER2-positivem Tumor die Chemotherapie neoadjuvant durchzuführen. So kann nämlich durch regelmäßige Ultraschalluntersuchungen während der neoadjuvanten Chemotherapie schon festgestellt werden, ob und wie gut die Therapie wirkt. Stellt man dabei fest, dass der Tumor sich durch die Chemotherapie nicht entsprechend verändert, könnte man auf andere Medikamente umstellen – oder die Chemotherapie abbrechen und sofort operieren.

Es ist auch möglich, eine sogenannte post-neoadjuvante Chemotherapie durchzuführen. Dabei schließt sich an die primäre Chemotherapie nach der Operation dann noch eine weitere Chemotherapie an.

Es gibt aber auch Situationen, bei denen eine neoadjuvante Chemotherapie nicht sinnvoll ist. Nämlich, wenn sich vorhersehen lässt, dass der Tumor eher nicht optimal darauf anspricht. Diese Patientinnen haben meiner Meinung nach eher Nachteile durch die Neoadjuvanz.

Leider gibt es aber bisher nur ein Verfahren, mit dem man die Chemo-Sensivität im Voraus beurteilen kann, nämlich die molekularpathologische Untersuchung des Tumors. Ich hatte diese ungefähr ein Jahr nach beendeter Therapie an meinem Tumorgewebe bzw. den Stanzbiopsien – mein Tumor war durch die Chemo vernichtet worden – durchführen lassen. Aus Interesse an der Beschaffenheit meines Tumors. Zu diesem Zeitpunkt hatte ich bereits meine Komplettremission. Das Ergebnis der molekularpathologischen Untersuchung spiegelte die Komplettremission wider. Ich hatte einen sehr chemosensitiven Tumor, in den viele Immunzellen (B-Lymphozyten) eingewandert waren. Es gilt als erwiesen, dass viele infiltrierende Immunzellen mit einem guten Ansprechen der Chemotherapie einhergehen.

Ich frage mich, warum nicht zumindest in den Hochrisikogruppen eine solche molekularpathologische Untersuchung zur Entscheidungsfindung bezüglich der Frage »Chemo adjuvant oder neoadjuvant?« vorgenommen wird. Ist es eine Frage der Kosten oder ist diese Untersuchung noch nicht ausreichend etabliert? Ich kenne Patientinnen, deren Tumor unter der neoadjuvanten Chemo gewachsen ist. Das ist sicher nicht mit einem guten Ausgang der Erkrankung assoziiert.

FAQ 7: Welchen Nutzen kann mir eine molekularpathologische Untersuchung bringen?

Der Charakter von Tumorzellen wird durch ein bisher nur teilweise erforschtes Spektrum von biologischen Eigenschaften bestimmt. Einen Teilaspekt bildet die Vielzahl von unterschiedlichen Rezeptoren, auch als Marker bezeichnet, die sich an der Oberfläche der Tumorzellen befinden. Diese funktionieren als Andockstellen für spezifische Substanzen, wie zum Beispiel Hormone.

Für eine erfolgreiche Therapie ist es unumgänglich, die Charakteristik des Tumors zu kennen. Dazu wird eine Gewebeprobe immunhistologisch untersucht. Die für bestimmte Tumortypen charakteristischen Rezeptoren werden gesucht und ihre Häufigkeit ("Menge) bestimmt.

Dazu wird ein spezielles immunhistochemisches Verfahren angewendet, das Farbveränderungen des Probenmaterials bewirkt. Danach begutachtet ein Pathologe die Probe mit Hilfe eines Mikroskops. Seine Einschätzung drückt er durch Zahlenwerte aus. Findet der Pathologe deutliche Ergebnisse, kann man von einem »sicheren« Untersuchungsergebnis ausgehen. Je geringer bestimmte Veränderungen ausgeprägt sind, umso »unschärfer« wird das Ergebnis ausfallen.

Dies kann unter Umständen weitreichende Folgen für den Patienten haben. So sind zum Beispiel bei hormonrezeptorpositiven Tumoren das quantitative Ergebnis der Hormonrezeptorbestimmung oder die Höhe des Ki67 ausschlaggebende Faktoren für die Entscheidung, ob überhaupt eine Chemotherapie durchgeführt wird.

Es gibt Einschätzungen, die bei triple negativen Patientinnen von einer 30-prozentigen Fehlerquote bezüglich der Rezeptorbestimmung ausgehen.

Die Molekularpathologie bezieht zusätzliche Marker ein und nutzt zunehmend andere Untersuchungsverfahren, wie zum Beispiel die Genexpressionstests OncotypeDX, Mammatyper oder Endopredict.

Damit können zusätzliche wertvolle Informationen über die Tumoreigenschaften, beispielsweise über das Rezidivrisiko, gewonnen und, ganz besonders in »Grenzfällen«, bei der Entscheidungsfindung bezüglich der Therapie berücksichtigt werden.

Wie wertvoll molekularpathologische Untersuchungen sein können, wurde für mich besonders an den beiden folgenden Beispielen deutlich:

Kürzlich bat mich Doris, eine Betroffene aus dem Krebsforum KIZ um Rat. Sie hatte einen kleinen Tumor, der immunhistologisch untersucht und als schwach hormonpositiv klassifiziert worden war. Vor der Chemotherapie hatte man sie brusterhaltend operiert.

Ihre Untersuchung auf familiären Brust- und Eierstockkrebs hatte die Genmutation Palb2 ergeben, sodass Zweifel am ursprünglichen histologischen Befund aufkamen. Daraufhin hatte sie ihr Tumorgewebe erneut – dieses Mal in einem anderen Labor – histologisch untersuchen lassen. Das Ergebnis lautete: triple negativ!

Ich empfahl Doris, sich an einen Molekularbiologen zu wenden. Dieser bestätigte dann das Untersuchungsergebnis des zweiten Labors (triple negativ). Zugleich erfuhr sie, dass ihr Tumor stark chemosensitiv war. Aufgrund dieser Informationen konnte sie nun sicher sein, dass ihre Chemotherapie gut gewirkt hat, obwohl sie das wegen der vorzeitigen Operation niemals hätte beobachten können. Ohne die zusätzliche molekularpathologische Untersuchung hätte Doris ihre schon begonnene – jedoch völlig nutzlose – Antihormontherapie fortgesetzt.

In den Krebsforen habe ich einige Frauen kennengelernt, bei denen triple negative Tumore diagnostiziert worden waren. Durch spätere molekularpathologische Untersuchungen stellte sich jedoch heraus, dass sie hingegen schwach hormonpositive Tumore hatten. Dadurch ergaben sich für alle deutlich günstigere Prognosen und nun auch die Möglichkeit, sie mit einer Antihormontherapie zu behandeln.

Meine Einschätzung: Die Molekularpathologie ist eine wertvolle Ergänzung der immunhistologischen Untersuchung, denn sie kann wichtige Zusatzinformationen liefern. In allen unklaren oder strittigen Fällen, besonders, wenn es gilt die richtigen Therapieweichen zu stellen, empfehle ich, die Molekularpathologie einzuschalten.

FAQ 8: Sollte ich mein Knochenmark auf schlafende Tumorzellen untersuchen lassen?

Bei einer Knochenmarkuntersuchung (siehe auch im Glossar) wird Knochenmark aus den Beckenkämmen mittels Punktion gewonnen und auf schlafende Tumorzellen untersucht. Finden sich solche, verschlechtert sich die Prognose der betroffenen Patientin. Sie bekommt daraufhin ein orales Bisphosphonat (Ostac) welches diese Schläferzellen vernichten kann.

Die zugrundeliegende Idee ist, dass Bisphosphonate den Tumorzellen das Umgebungsmilieu im Knochen so ungemütlich machen, dass diese sich entweder nicht einnisten können oder absterben.

Ich ließ diese Untersuchung bei mir durchführen, hatte zuvor jedoch schon zwei Zometa-Infusionen (Bisphosphonate) bekommen. Bei mir wurden keine Schläferzellen gefunden. Nur Zufall? Oder hatten die Bisphosphonate das schon bewirkt? Diese Frage wird sich nie klären lassen, doch tat mir der Befund unendlich gut.

FAQ 9: Welche Möglichkeiten für einen Brustaufbau habe ich nach einer Mastektomie?

Es gibt verschiedene Möglichkeiten eines Brustaufbaus, doch ich kenne auch einige Frauen, die sich bewusst dagegen entschieden haben. Folgende Alternativen stehen zur Auswahl:

- Silikonaufbau
- DIEP-Flap (mit Bauchgewebe)
- S-GAP-Flap und I-GAP-Flap (mit Gesäßgewebe)
- TMG-Flap (mit Oberschenkelgewebe)
- Latissimus dorsi (Lappenplastik mit Rückenmuskelgewebe)
- BEAULI-Methode (mit körpereigenen Fettzellen)
- TRAM-Lappen-Plastik (mit Bauch- und Muskelgewebe)

Silikonimplantat

Am einfachsten ist der Brustaufbau mit Silikon. Das Silikonkissen wird dabei entweder hinter dem Brustmuskel platziert oder darauf. Häufig muss ein Netz unter die Haut implantiert werden, damit das Implantat einen besseren Halt bekommt und man es nicht sehen kann, sich also keine Rillen oder Dellen abzeichnen.

Vor Jahren wurde mit Schweinehaut experimentiert, später wurde ein Titannetz verwendet. Heute bevorzugt man selbst auflösende Materialien.

Die Vorteile dieser Methode sind, dass die Operation recht kurz dauert und keine Narben durch die Gewebeentnahme an anderen Körperstellen entstehen. Nachteile sind gelegentlich auftretende Kapselfibrosen, weshalb dann unter Umständen das Implantat ausgetauscht werden muss. Auch muss bedacht werden, dass Silikonimplantate nur eine begrenzte Lebensdauer haben. Sie sollten nach 15 bis 20 Jahren sicherheitshalber ausgetauscht werden, da dann Silikon austreten könnte.

Diese Aufbaumethode ist eher nicht nach einer vorangegangenen Bestrahlung geeignet.

DIEP-Flap

Ein schönes Operationsergebnis wird mit dem DIEP-Flap erzielt, so nennt man den Brustaufbau aus eigenem Bauchgewebe. Bei dieser Methode, die auch nach einer Bestrahlung möglich ist, wird ein Bauchlappen, zumeist ohne Muskulatur, zu einer neuen Brust geformt und mit sämtlichen Blutgefäßen an der zu platzierenden Stelle angenäht. Die Vorteile dieser Operation liegen auf der Hand. Man hat keine künstlichen Materialien im Körper, die neue Brust altert genauso wie die natürliche Brust und sie fühlt sich auch sehr natürlich an. Noch dazu kommt man bei dieser Methode zu einem schönen flachen Bauch.

Doch auch bei diesem Verfahren gibt es Nachteile: Die Operation ist aufwändig und dauert lange, manchmal bis zu sechs Stunden. Sie erfordert einen Krankenhausaufenthalt von mindestens zehn Tagen. Es muss auch genügend Eigengewebe vorhanden sein, das heißt, man darf nicht zu schlank sein. In den Folgewochen ist jede sportliche Betätigung tabu. Eine lange Bauchnarbe zwischen den Hüftknochen bleibt, sie liegt aber unterhalb des Hosenbundes.

S-GAP-Flap und I-GAP-Flap

Bei sehr schlanken Frauen, die ein Silikonimplantat ablehnen oder denen wegen einer vorangegangenen Bestrahlung von Silikon abgeraten wird, kann das benötigte Eigengewebe auch aus dem Gesäß oder dem Oberschenkel entnommen werden. Meist ist dort genügend davon für einen Aufbau vorhanden, selbst wenn der Bauch nicht genügend Gewebe hergibt.

Beim S-GAP-Flap wird ein Gewebelappen aus dem oberen Teil eines Gesäßteils entnommen, beim I-GAP-FLAP aus dem unteren Teil. Die Operation verläuft so wie beim DIEP-Flap.

TMG-Flap

Möglichkeiten, Eigengewebe zu gewinnen, bietet auch der Oberschenkel. Dabei ist die sogenannte TMG-Lappenplastik möglich, bei der neben Haut und Fettgewebe ein sehr kleiner Muskel (Musculus gracilis) mit transplantiert wird. Die Muskelkraft des Beines beeinträchtigt das nicht.

Latissimus dorsi

Der Aufbau mit dem Latissimus dorsi (einem Rückenmuskel) gehört heute zu den seltener gewählten Methoden. Hierfür wird dieser Rückenmuskel mit dem umliegenden Fettgewebe auf den vorderen Oberkörper versetzt. Aus dem Fettgewebe wird die neue Brust geformt, der Muskel dient hauptsächlich der Blutversorgung. Die ursprüngliche Funktion des Muskels wird von anderen Rückenmuskeln übernommen. Diese Aufbaumethode erfordert meiste ein zusätzliches Implantat, weil das Volumen des Muskels und des

Fettgewebes meist nicht ausreicht. Die am Rücken entstehende Narbe führt mitunter zu Bewegungseinschränkungen.

BEAULI-Methode

Sie ist eine relativ neue Methode, bei der körpereigene Fettzellen verwendet werden. Diese werden in mehreren Sitzungen an fettreichen Körperstellen (wie Oberschenkel oder Gesäß) entnommen, aufbereitet und in die aufzubauende Brust gespritzt. Ein solcher Brustaufbau ist besonders für Frauen mit Normalgewicht und leichtem Übergewicht geeignet. Nach Entnahme der Fettzellen ist es erforderlich, an den betroffenen Stellen Kompressionshosen oder -Mieder zu tragen. Etwa 75 Prozent des eingebrachten Fettes heilt ein, der Rest wird vom Körper abgebaut. Mit der BEAULI-Methode können Brüste bis zur Körbchengröße B rekonstruiert werden. Man braucht für den Aufbau, der als schmerzarm und schonend beschrieben wird, relativ viel Geduld. Er dauert mitunter mehrere Jahre, führt aber zu einem ästhetisch ansprechenden Ergebnis.

TRAM-Lappen-Plastik

Eine veraltete, kaum noch angewandte Methode ist die gestielte TRAM-Lappen-Plastik. Auch hier wird Bauchgewebe genutzt, wobei auch Muskelgewebe eingesetzt wird. Der TRAM-Lappen wird unter der Haut aufwärts in Richtung Brust geschoben, wo er dann modelliert wird. Der Vorteil dieser Methode besteht darin, dass die Blutversorgung des Lappens zu keiner Zeit unterbrochen wird und ein mikrochirurgischer Anschluss der Gefäße nicht erforderlich ist. Es gibt jedoch eine Vielzahl von Nachteilen. So muss der Muskeldefekt im Bauch mit einem Kunststoffnetz abgedeckt werden. Es kann zu Narbenbrüchen und deutlich geschwächter Bauchmuskulatur kommen. Außerdem ist wegen des Muskelanteils die Formung der neuen Brust erheblich schwieriger. Die Durchblutung des Gewebes ist schlechter als beim DIEP-Flap.

FAQ 10: Bringt eine intensive Nachsorge auch mehr Sicherheit?

Die aktuelle Nachsorge für Brustkrebspatientinnen orientiert sich an Leitlinien, die auf Studien basieren, die Mitte der 1990er-Jahre in Italien stattfanden. Andere aussagekräftige Studien zu diesem Thema sind nie durchgeführt worden. Damals hatte man herausgefunden, dass eine aufwändigere Nachsorge keinen Vorteil bezüglich des Überlebens nach sich zieht. Diese Schlussfolgerungen waren zutreffend, sie beruhten auf dem damaligen Wissensstand.

Entsprechend dieser Leitlinien und Schlussfolgerungen werden auch heute noch asymptomatische Patientinnen in den ersten drei Jahren alle drei Monate klinisch untersucht. Das wird durch eine jährliche Mammographie und Ultraschalluntersuchung der Brust ergänzt. Im vierten und fünften Jahr nach der Primärtherapie reduzieren sich die klinischen Untersuchungen und Beratungen, nach dem sechsten Jahr finden sie nur noch einmal jährlich statt.

Diese Vorgehensweise halte ich für überholt und falsch. Ich frage mich, warum bei einer systemischen Erkrankung wie Brustkrebs der Nachsorge-Fokus nur auf die Kontrolle der Brust gerichtet ist. Und warum soll die Nachsorge für so unterschiedliche Tumorsubtypen gleich sein? Wie kann es sein, dass Hochrisiko-Patientinnen (wie triple negativ oder HER2 positiv), die zu Frührezidiven (also Rückfällen innerhalb der ersten drei Jahre) neigen, die gleiche Nachsorge erhalten wie Patientinnen mit einem luminalen Subtyp, der zu Spätrezidiven tendiert?

Als Hochrisikopatientin fand ich das etablierte Nachsorgepro-gramm definitiv nicht ausreichend. Und so stellte ich mir meine eigene Nachsorge zusammen. Ich trat der Tumormarkerstudie von Frau Dr. Stein bei, die leider schon ein Jahr später eingestellt wurde. Also bat ich meinen Hausarzt, mir alle drei Monate die Tumormar-ker bestimmen zu lassen. Außerdem bat ich ihn um vierteljährliche Ultraschalluntersuchungen der Leber. Ich hatte großes Glück mit diesem Arzt, weil er mich so engagiert unterstützte, mir dadurch viele Ängste nahm und Sicherheit gab.

Die Verbesserung der Nachsorge ist der Brustkrebsinitiative Ma-mazone seit Jahren ein besonderes Anliegen. Sie kooperiert dazu mit der PONS-Stiftung (Patienten-Orientierte Nachsorge-Studie). Näheres findet man im Internet auf den Seiten www.mamazone.de und www.pons-stiftung.org.

Im Jahr 2014 begann eine neue Nachsorgestudie (PONS-KRONOS) unter Leitung von Prof. Zamagni aus Bologna. Diese Studie konzen-triert sich auf die Fragen, ob es möglich ist, Fernmetastasen bereits sechs Monate vor einer Symptomatik zu erkennen und ob damit ein verbessertes Überleben erreicht werden kann. Zurzeit nehmen daran etwa 500 Patientinnen eines Brustzentrums teil. Es ist jedoch geplant, weitere Brustzentren einzubeziehen, um auf eine höhere Anzahl an Patientinnen zu kommen. Patientinnen mit einem sehr niedrigen Rückfallrisiko werden nicht in die Studie aufgenommen. Verglichen werden Patientinnen, die eine herkömmliche Nachsorge bekommen und Patientinnen, bei denen zusätzlich noch die brust-krebsspezifischen Tumormarker bestimmt werden. Steigen deren Tumormarker über einen definierten Zeitraum um eine bestimmte Höhe an, wird ein zusätzliches bildgebendes Verfahren veranlasst und beim Auffinden von Metastasen sofort eine zielgerichtete The-rapie begonnen.

Es bleibt spannend und ich hoffe, dass diese Studie überzeugende Ergebnisse hervorbringt, damit die Brustkrebsnachsorge endlich auf einen aktuellen Stand gebracht wird. Schließlich hat sich das Wissen über Brustkrebs fortentwickelt, genauso wie die diagnostischen und therapeutischen Möglichkeiten.

Gegner einer intensivierten Nachsorge argumentieren, dass ein früher Metastasenbefund bei asymptomatischen Patientinnen ausschließlich zur Beängstigung dieser und damit zu einer Verkürzung der unbeschwerten Lebenszeit führt, jedoch nicht zu einem verbesserten Überleben.

Diese Sichtweise erscheint mir sehr zweifelhaft. Es ist doch logisch, dass man eine einzelne kleine Metastase, die noch keine Symptome gezeigt hat, die aber frühzeitig entdeckt wurde, viel besser operieren oder therapieren kann als eine größere Metastase oder gar einen Metastasenherd. Sollte man daher nicht wenigstens den Wunsch einer Patientin nach einem Mehr an Nachsorge respektieren und auch erfüllen?

Wie wichtig eine frühzeitige Entdeckung von Metastasen sein kann, zeigt die Krankengeschichteeiner Frau, die ich 2016 beim Mamazone-Kongress in Augsburg persönlich kennen gelernt habe, Emma aus Frankfurt. Anhand ihrer steigendenTumormarker und mit den anschließenden bildgebenden Untersuchungen konnte sehr früh eine Lebermetastasierung entdeckt werden. Die wenigen Lebermetastasen wurden erfolgreich operiert und mit Hilfe des Antikörpers Herceptin lebt sie nun seit Jahren metastasenfrei.

FAQ 11: Sollte ich meine Tumormarker bestimmen lassen?

Tumormarker (siehe auch im Glossar) können bei vielen, jedoch nicht bei allen Patienten frühzeitig eine Metastasierung anzeigen. Bei Brustkrebs sind die Tumormarker CEA und CA 15-3 relevant. Zusätzlich wurde bei mir auch der Tumormarker CA 125 bestimmt.

Zunächst werden die individuellen Basiswerte bestimmter Tumormarker bei der Patientin ermittelt. In sechs- bis zwölfwöchigen Abständen erfolgen dann weitere Bestimmungen, die immer im gleichen Labor und mit denselben Testverfahren erfolgen sollten.

Zeigt sich – ausgehend von den individuellen Basiswerten – ein reproduzierbarer Anstieg des CEA um 100 Prozent, des CA 15-3 um 75 Prozent oder des CA 125 um 175 Prozent, besteht der Verdacht einer Metastasierung.

Besonders wichtig ist es, dass die Tumormarker regelmäßig bestimmt werden. Bei einem kontinuierlichen Anstieg sollte eine bildgebende Untersuchung folgen. Werden dabei Metastasen frühzeitig entdeckt, können diese eventuell noch operiert werden. Ab einer bestimmten Größe oder Anzahl ist das jedoch nicht mehr möglich.

Ich gehöre zu den Patientinnen, die alles ganz genau wissen wollen und habe daher großen Wert auf eine intensive Nachsorge gelegt. Mit meinem triple negativen Tumor im Stadium 3 gehöre ich zu den Hochrisikopatientinnen. Besonders für meine psychische Stabilität wollte ich immer genau wissen, was »krebsmäßig« gerade in meinem Körper geschieht.

Dafür leisteten mir die Untersuchungen der Tumormarker sehr wertvolle Dienste. Meiner Meinung nach sind sie eine wichtige Komponente für eine verantwortungsvolle Nachsorge.

FAQ 12: Soll ich mich bei der Behandlung des primären Burstkrebses für Methoden der Schulmedizin oder für alternative Therapien entscheiden?

Bei einer primären Brustkrebserkrankung, die kurativ behandelt werden soll, ist meiner Meinung nach immer der Schulmedizin der Vorrang zu geben. Wer heute an Brustkrebs erkrankt und keine Fernmetastasen hat, kann von einer 90-prozentigen Heilungschance ausgehen – wenn er sich der Schulmedizin anvertraut. Vor Nebenwirkungen der Medikamente muss man keine Angst mehr haben, vor allem nicht vor der so gefürchteten Übelkeit. Diese hat man heutzutage dank sehr guter Medikamente im Griff.

Es gibt mittlerweile viele neue Medikamente, die auf den jeweiligen Subtypen des Brustkrebses zugeschnitten sind. Neben der Chemotherapie stehen verschiedene Antikörper- und Antihormontherapien zur Verfügung. Die Immuntherapie, ein weiterer Baustein im Behandlungsplan, dem eine große zukünftige Bedeutung zugemessen wird, ist bislang nur im Rahmen von Studien erhältlich. Der Weg zur personalisierten Therapie wird zunehmend angestrebt und umgesetzt.

Komplementäre Therapien (siehe auch im Glossar) können selbstverständlich ergänzend durchgeführt werden. Dies sollte aber immer nur nach einer Rücksprache mit dem Onkologen erfolgen, um unerwartete Wechselwirkungen mit der Chemotherapie zu verhindern. So schwächt zum Beispiel Grapefruitsaft die Wirkung der Chemotherapie. Darüber hinaus sind noch viele andere unerwünschte Effekte bekannt.

FAQ 13: Wie kann man herausfinden, ob Tamoxifen bei mir ausreichend wirkt?

Mit Tamoxifen werden seit über 40 Jahren Patientinnen mit Hormonrezeptor positivem Brustkrebs behandelt. Es ist ein sogenanntes »Vorstufenmedikament«, das im Körper zunächst mit Hilfe von Enzymen zu seinem Hauptwirkstoff (Endoxifen) umgewandelt werden muss.

Es konkurriert mit dem Östrogen um die Bindung an den Hormonrezeptor der Zelle, welcher dann von dem Tamoxifen blockiert wird. Alle prämenopausalen Patientinnen mit einem Hormonrezeptor positiven Tumor bekommen eine definierte Dosis (20 mg) Tamoxifen. Es kann jedoch bei den einzelnen Patientinnen unterschiedlich wirken.

Warum ist das so? Tamoxifen wird in der Leber zu seiner wirksamen Form, dem Endoxifen umgebaut. Für diesen Vorgang ist das Enzym CYP 2 D6 verantwortlich. Dieses ist für viele Stoffwechselvorgänge im Körper verantwortlich und kann durch einige Faktoren beeinflusst werden. Die genetische Disposition ist nur eine davon und es sind über 100 genetische Varianten bekannt. So gibt es je nach genetischer Variante den langsamen, mittleren, schnellen und sehr schnellen »Verstoffwechsler«. Die Konzentration dieses Enzyms im Körper kann ebenso durch Medikamente (Antidepressiva, Betablocker, Opioide), Nahrungsmittel oder Rauchen beeinflusst werden. Demnach macht es wenig Sinn, das Enzym CYP 2 D6 bestimmen zu lassen, denn auch wenn dieses in ausreichendem Maße vorhanden ist, kann es durch die anderen Faktoren dennoch nur unzureichend für die Umwandlung des Tamoxifen in Endoxifen verfügbar sein.

Um den realen, individuellen Wirkstofflevel einer Patientin zu bestimmen, also um zu sehen, was aus der Tamoxifen-Einnahme re-

sultiert, kann man alle Metaboliten (die Zwischenprodukte des Stoff-
wechselvorgangs) im Labor aus einer Blutprobe bestimmen lassen.
Diese Testung ist recht preisgünstig und ist bei entsprechender
Indikation (EBM 32314) eine Kassenleistung. Einmal im Quartal kann
die Bestimmung durchgeführt werden.

Der so bestimmte Serumspiegel ist der stärkste unabhängige Faktor für das Ansprechen auf die Therapie und somit deutlich aussa-
gekräftiger als die Bestimmung des CYP 2 D6. Durch regelmäßige
Kontrollen kann man Veränderungen im Stoffwechsel frühzeitig
erkennen und gegebenenfalls darauf reagieren. Dies könnte eine
Änderung der Begleitmedikation oder aber einer Ernährungsumstellung sein. Darüber hinaus könnte man versuchen, durch das
Erhöhen oder Reduzieren der Tamoxifendosis den benötigten En-
doxifenspiegel im Blut in einen therapeutisch wirksamen Bereich
zu bringen.

Eine Alternative zu Tamoxifen ist eine Umstellung auf einen Aromatasehemmer. Dies setzt jedoch einen postmenopausalen Status
oder aber die Unterdrückung der Eierstockfunktion voraus.

**FAQ 14: Wie lange sollte eine Antihormontherapie dauern, fünf
oder besser zehn Jahre?**

Verschiedene Studien haben gezeigt, dass mit einer zehnjährigen
Antihormontherapie (AHT) eine deutliche Verringerung der Erkrankung der bislang nicht betroffenen Brust einhergeht. Es traten weniger Rezidive in der ursprünglich erkrankten Brust und auch weniger
Fernmetastasen auf.

Befragungen von Patientinnen, die eine Antihormontherapie erhielten, führten zu einem überraschenden Ergebnis. Fast 40 Prozent

von ihnen hatten innerhalb der ersten fünf Jahre die Therapie wegen der Nebenwirkungen aus eigenem Entschluss abgebrochen. Dies halte ich für sehr gefährlich, denn jede Therapie kann nur wirken, wenn sie auch konsequent durchgehalten wird.

Für wen kommt eine zehnjährige AHT in Frage?

Dies sind in erster Linie Patientinnen mit einer eher ungünstigen Prognose, das heißt einem schlechten Grading (G 3) und/oder befallenen Lymphknoten. Die Patientin muss jedoch die AHT bisher gut vertragen haben und ein hohes Maß an persönlicher Motivation (Durchhaltewillen) mitbringen.

Es sollte bedacht werden, dass eine Verlängerung der AHT auf zehn Jahre ein erhöhtes Risiko für Osteoporose bedeutet. Dem kann wiederum mit einem ausreichenden Vitamin-D3-Spiegel und Bisphosphonaten entgegengewirkt werden.

FAQ 15: Können Bisphosphonate Metastasen vorbeugen?

Bisphosphonate haben einen festen Platz in der Therapie von Knochenmetastasen.

Der adjuvante Einsatz von Bisphosphonaten (siehe auch im Glossar) in der Brustkrebstherapie zur Vorbeugung von (Knochen-) Metastasen wird dagegen immer noch sehr kontrovers diskutiert und hat zur Folge, dass die Ärzte höchst unterschiedlich damit umgehen.

Ich kenne Patientinnen, denen Bisphosphonate zur weiteren adjuvanten Therapie vorgeschlagen wurden und auch Frauen, die erfolglos dafür gekämpft haben. Es spielte dabei keine Rolle, ob sie prä- oder postmenopausal waren oder ob sie einen triple negativen oder Hormonrezeptor positiven Tumor hatten.

Zunächst einige grundsätzliche Gedanken zu diesem Thema: Brustkrebstumore können mit einer recht hohen Wahrscheinlichkeit in die Knochen streuen und dort Knochenmetastasen verursachen. Durch die Behandlung mit Chemo- und Antihormontherapie kann es außerdem zu einer Instabilität der Knochen kommen. Es ist sinnvoll, mithilfe einer Knochendichtemessung (kann im Brustzentrum oder beim Orthopäden durchgeführt werden) denn Überblick über den Status der Knochendichte zu behalten. Chemo- und Antihormontherapie schaffen nämlich ein sogenanntes Östrogenmangelmilieu, weil sie die Östrogenproduktion der Eierstöcke zum Erliegen bringen. Östrogen hemmt jedoch den Knochenabbau, sodass es bei einem Mangel zu vermehrten Um- und Abbauaktivitäten der Knochen kommt. Damit entstehen im Knochenmark ideale Bedingungen für die im Blut zirkulierenden Tumorzellen (siehe auch im Glossar).

Beim Mammakarzinom wandern frühzeitig Tumorzellen aus dem Primärtumor ab, die über die Blut- oder Lymphbahnen in den ganzen Körper gelangen. Zwar haben sie im Blut nur eine kurze Lebensdauer, denn sie brauchen zusätzlich besondere Voraussetzungen, um sich irgendwo anzusiedeln zu können. Diese finden sie im Knochenmark als blutbildendem Organ. Hier können sie sich einnisten und als schlafende Tumorzellen (siehe auch im Glossar) bis zu 20 Jahre überleben. In dieser Zeit teilen sie sich nicht und können von der Chemotherapie auch nicht vernichtet werden.

Nachgewiesene schlafende Tumorzellen gelten als Risikofaktor für Rezidive und gehen mit einer schlechteren Prognose einher.

Bisphosphonate können die Reifung und Funktion der knochenab-
bauenden Zellen (Osteoklasten) hemmen und dadurch den Knochenstoffwechsel stabilisieren.

Bisphosphonate – ein Osteoporose-Medikament für die adjuvante Brustkrebstherapie?

Bisphosphonate werden seit langem zur Behandlung von Kno-
chenerkrankungen eingesetzt. Als Osteoporose-Medikament wurden sie über mehrere Generationen weiterentwickelt.

Am Anfang stand nur das Bisphosphonat Ostac (Clodronat) zur Verfügung. Ostac wird regelmäßig oral eingenommen und garantiert
dadurch einen kontinuierlichen Wirkspiegel im Blut. Die bei Bisphosphonaten so gefürchtete Kieferosteonekrose (siehe auch im
Glossar) tritt bei Ostac fast gar nicht auf.

Später folgten Bisphosphonate der zweiten (Pamidronat) und dritten Generation, wie Zometa (Zoledronat). Zometa wird in sechs-
monatigem Abstand intravenös verabreicht. Auch hier gibt es nur
selten Nebenwirkungen, jedoch tritt die Kieferosteonekrose bei 1,3
Prozent der Patientinnen auf.[4]

Die Bisphosphonate gerieten in den Fokus der Onkologen, als man
entdeckt hatte, dass Brustkrebspatientinnen, die parallel wegen einer Osteoporose mit Bisphosphonaten behandelt wurden, seltener
Knochenmetastasen bekamen.

---

4 https://www.krebsinformationsdienst.de/tumorarten/brustkrebs/
bisphosphonate.php

Es wurden daraufhin verschiedene Studien durchgeführt,[5] in denen man zusätzlich zu den endokrinen Therapien und Chemotherapien Zoledronsäure (Zometa) verabreichte.

Die Ergebnisse zeigten, dass die Patientinnen, die die Menopause bereits hinter sich und einen hormonrezeptorpositiven Tumor haben und eine entsprechende Antihormontherapie durchlaufen, von den Bisphosphonaten profitieren können. Das gilt eingeschränkt auch für prämenopausale Frauen mit hormonrezeptorpositiven Tumoren bei entsprechender hormoneller Unterdrückung und Antihormontherapie.

Es konnte belegt werden, dass bei diesen Patientengruppen weniger Knochenmetastasen und auch weniger viszerale Metastasen auftraten. Auch das krebsspezifische Überleben scheint verbessert zu sein.

Anders näherten sich zwei deutsche Studien[6] der möglichen Wirkung von Bisphosphonaten, und zwar auf schlafende Tumorzellen (DTC). An der Universitätsfrauenklinik in Essen wurde ab 1998 über einen definierten Zeitraum Patientinnen Knochenmark entnommen und auf DTC untersucht. Bei ungefähr 40 Prozent der Frauen wurden schlafende Tumorzellen gefunden. Diese bekamen daraufhin ein orales Bisphosphonat (Ostac). Schon nach sechs Monaten waren bei 83 Prozent dieser Patientinnen keine DTC mehr zu finden, nach zwölf Monaten waren alle Frauen gänzlich frei davon. Das Bisphosphonat Ostac ist offensichtlich in der Lage, die schlafenden Tumorzellen abzutöten. Eine Studie der Universitätsklinik Tübin-

5   http://www.mamazone.de/fileadmin/downloads/Medizinische_
    Informationen/2010/Azure-Studie.pdf
6   https://www.uk-essen.de/aktuelles/detailanzeige0/?tx_ttnews%5Btt_
    news%5D=978 und http://www.aerztezeitung.de/medizin/krankheiten/
    krebs/mamma-karzinom/article/870102/mammakarzinom-prognose-je-
    nach-tumorzellen-knochenmark.html

gen, die 2014 veröffentlich wurde, unterstützt diese Aussage. Dort wurden bei circa 26 Prozent der untersuchten Patientinnen DTC im Knochenmark entdeckt. Diese Frauen hatten eher größere und aggressivere Tumore (triple negativ), auch waren ihre Lymphknoten häufiger befallen. Eine genauere Analyse ergab, dass die Patientinnen mit schlafenden Tumorzellen, die eine Bisphosphonattherapie erhielten, im Vergleich zur Patientinnengruppe ohne Bisphosphonate, ein längeres rezidivfreies Gesamtüberleben hatten.

Die Langzeitauswertung von Krankheitsverläufen der in Essen untersuchten Frauen zeigte jedoch, dass zwar die Überlebenskurven der Patientinnen mit und ohne schlafenden Tumorzellen in den ersten sechs Jahren gleich verlaufen waren. Danach hatten die Patientinnen mit schlafenden Tumorzellen aber eine deutlich kürzere Überlebenszeit, denn bei ihnen tauchten wieder Tumorzellen mit Stammzellcharakter im Knochenmark auf.[7] Aber: Sind sechs rezidivfreie Jahre nicht auch schon ein Gewinn?

Meine persönliche Meinung dazu: Im Jahr 2009 wurde mir die intravenöse Therapie mit Zometa für einen Zeitraum von drei Jahren angeboten und ich nahm sie an. Später bekam ich eine Biopsie der Beckenkämme und eine Untersuchung auf schlafende Tumorzellen. Zu diesem Zeitpunkt hatte ich bereits zwei Zometainfusionen hinter mir. Das Ergebnis: Keine schlafenden Tumorzellen im Knochenmark! Bei triple negativ und vier befallenen Lymphknoten schon eine kleine Sensation.

Das Zometa habe ich gut vertragen und auch keine Nebenwirkungen bekommen, wie zum Beispiel die von mir besonders gefürchtete Kieferosteonekrose.

---

7   http://www.biermann-medizin.de/sites/default/files/publications/133_aepgyn_i.pdf, ab Seite 28

Man kann seine Risiken für eine Kieferosteonekrose weiter minimieren, indem man bereits vor der Therapie seine Zähne kontrollieren lässt und falls erforderlich sofort eine Zahnsanierung durchführen. Zahnbehandlungen mit Auswirkungen auf den Kieferknochen sollte man wenn irgend möglich vermeiden. Falls solche Behandlungen unumgänglich sind, sollten vorbeugend Antibiotika eingesetzt werden. Bei sehr schlechten Zähnen sollte man hingegen ein orales Bisphosphonat in Betracht ziehen. Außerdem wichtig: Eine gute Zahnhygiene und möglichst auf Alkohol und auf das Rauchen verzichten.

Leider gibt es immer noch keine Zulassung für die adjuvante Bisphosphonattherapie. Demgegenüber lautet die aktuelle Einschätzung der AGO (Arbeitsgemeinschaft Gynäkologische Onkologie), dass Patientinnen nach den Wechseljahren und auch hormonrezeptorpositive Patientinnen, die ausschließlich eine antihormonelle Therapie bekommen, von Bisphosphonaten profitieren können.

Zusammengefasst lässt sich festhalten, dass Patientinnen mit einem Östrogenmangelmilieu einen Vorteil von Bisphosphonaten haben können. Doch kaum jemand kennt seinen Hormonstatus genau. Ich stand zu Beginn meiner Chemotherapie mit 42 Jahren noch vor der Menopause. Während der Therapie signalisierten mir heftige Hitzewallungen den Wechsel in den postmenopausalen Status. Also hatte ich während und nach der Chemotherapie wahrscheinlich ein Östrogenmangelmilieu, weil die Chemo-Medikamente die Funktion meiner Eierstöcke blockierten.

Wer Bisphosphonate bekommen möchte, obwohl die Empfehlungen der AGO nicht auf ihn zutreffen, sollte versuchen, einen Arzt zu flnden, der sie dennoch verschreibt. Die Kosten dafür selbst zu übernehmen, sollte als weitere Alternative erwogen werden.

Mein Rat: Für alle triple negativen Patientinnen, die über die Chemotherapie hinaus keine weiteren Behandlungsoptionen haben, ist die Bisphosphonatgabe ein möglicher Mosaikstein auf dem Weg zur Genesung. Einen Versuch ist das vielleicht wert!

FAQ 16: Welche Bedeutung hat das Vitamin D3?

Menschen mit einem hohen Vitamin-D3-Spiegel im Blut (mindestens 50 Nanogramm/Milliliter) erkranken seltener an Krebs und haben im Falle einer Erkrankung eine günstigere Prognose. Außerdem gilt als erwiesen, dass Brustkrebspatientinnen ohne ausreichenden Vitamin-D3-Spiegel im Blut häufiger ein Rezidiv erleiden als Patientinnen, die einen hohen Spiegel aufweisen.

Vitamin D3 (siehe auch im Glossar) hat eine entzündungshemmende Wirkung und wirkt sich deshalb günstig auf das Immunsystem aus. Außerdem kann es die Vermehrung von Krebszellen hemmen und sogar das Absterben dieser Zellen fördern und hat noch verschiedene andere positive Wirkungen.

Ob man genügend Vitamin D3 hat, kann durch Laboruntersuchungen festgestellt werden. Dazu wird eine Blutprobe analysiert und die vorhandene Menge von 25-OH-Vitamin-D3, einer Vorstufe des Vitamins D3, ermittelt.

Um den Vitamin-D3-Spiegel zu erhöhen, kann die Ernährung nur einen minimalen Beitrag leisten. Einen ausreichenden Vitamin-D3-Spiegel kann man nur mit pharmazeutisch hergestelltem Vitamin D3 aufbauen und erhalten. Es gibt für die Einnahme von künstlichem Vitamin D3 zwei praktikable Vorgehensweisen, die gute Erfolge versprechen:

Die langsame Methode: Vitamingaben und -Dosierungen werden in Einheiten (Abkürzung: I.E.) gemessen. Erfahrungsgemäß erhöht eine Tagesdosis von 160 Einheiten, eingenommen über mehrere Monate, den Vitamin-D-Spiegel langfristig um ein Nanogramm/Milliliter Blut. Damit kann errechnet werden, welche Tagesdosis erforderlich ist, um auf den Zielwert von mindestens 50 Nanogramm/Milliliter Blut zu kommen.

Die schnelle Methode: Werden 10.000 Einheiten mit einem hochdosierten Präparat (zum BeispielDekristol 20.000) einmalig genommen, erhöht dieses den Vitamin-D3-Spiegel sehr schnell um ein Nanogramm/Milliliter Blut. Für eine Erhöhung um 35 Nanogramm/Milliliter müsste man also 350.000 Einheiten einnehmen. Diese sollten dann jedoch auf zwei bis drei Portionen in einem Zeitraum von 14 Tagen aufgeteilt werden.

Bitte berücksichtigen Sie immer auch Folgendes:

- Vitamin D3 ist ein fettlösliches Vitamin. Nehmen Sie es daher immer in Verbindung mit Fetten ein.
- Zwei- bis dreimal im Jahr sollten Sie ihren 25-OH-Vitamin-D3-Spiegel bestimmen lassen.
- Vermeiden Sie eine Überdosierung.
- Bei Übergewicht muss man eventuell höher dosieren, weil das fettlösliche Vitamin in den Fettdepots des Körpers eingelagert werden kann.

FAQ 17: Was sind Lifestyle-Faktoren?

Welche Bedeutung sogenannte Lifestyle-Faktoren (also kurz gesagt: die Lebensführung) für die Krebserkrankung und den Heilungsprozess haben, ist derzeit noch nicht endgültig geklärt. Es scheint aber so zu sein, dass sich mit einer gesunden Lebensführung das Brustkrebsrisiko senken lässt. Neben einer gesunden Ernährung gehören zu diesen Lifestyle-Faktoren: ausreichend Schlaf, Vermeidung von anhaltendem Stress, die Aufnahme von Omega-3-Fettsäuren und ein ausreichend hoher Vitamin-D3-Spiegel (mindestens 50 Nanogramm/Milliliter Blut). Möglicherweise Krebs auslösende Faktoren sind Alkoholkonsum und Rauchen: Trinken Sie maximal ein Glas Wein pro Tag, am besten Rotwein, und verzichten Sie auf das Rauchen.

Sport ist gesundheitsfördernd und hilft auch, Übergewicht abzubauen. Ein guter Anfang sind zügige Spaziergänge, möglichst fünfmal pro Woche. Neben dem Bewegungsmangel zählt Übergewicht zu den größten Risikofaktoren für Brustkrebs, denn es geht mit einem erhöhten Östrogenspiegel im Blut einher. Sport zu treiben, hilft diesen zu senken.

Untersuchungen haben gezeigt, dass bei stark übergewichtigen Frauen die Antihormontherapie mit Aromatasehemmern schlechter wirkt. Östrogene werden unter anderem auch im Fettgewebe gebildet.

FAQ 18: Gibt es eigentlich eine Krebsdiät, also eine Ernährungsform, die hilft, den Krebs zu bekämpfen?

Die meisten Krebspatienten stellen sich diese Frage in der Hoffnung, dass sie durch eine spezielle Ernährung an ihrer Heilung mitwirken oder eine Wiedererkrankung verhindern können. In den zurückliegenden Jahren tauchten verschiedene Ernährungsformen auf, deren Befürworter stets überzeugende Erklärungen für die Wirksamkeit ihrer Spezialdiäten hatten.

Ein noch recht junger Trend in der Krebs-Szene ist zum Beispiel die ketone Ernährung. In den 1920er-Jahren wurde diese Ernährungsform in der Kinderheilkunde zur Behandlung schwer einstellbarer Epilepsieerkrankungen eingesetzt. Damals wurden bei der Ernährungsumstellung nur die Kohlenhydrataufnahme auf ein Minimum reduziert, eine normale Proteinzufuhr beibehalten und die Fettaufnahme gesteigert. Die Therapiedauer war begrenzt, um unerwünschte Nebenwirkungen zu verhindern.

Die heutzutage propagierte ketone Ernährung geht erheblich weiter. Sie ist in der Regel als dauerhafte Ernährungsweise angelegt, man setzt dabei auf eine intensivierte Energiezufuhr durch Proteine und Fette. Kohlenhydrate, eine Vorstufe der Glukose (Traubenzucker), werden weitgehend gemieden. Dadurch soll den Tumorzellen ihr Nährstoff Glukose entzogen werden, was sie am Wachstum hindert. Auch der Insulinspiegel im Blut soll dadurch herabgesetzt werden.

Aber sind wirklich die Kohlenhydrate (beziehungsweise der Zucker) die Wurzel allen Übels?

Ich erinnere mich gut an den Diplom-Patientinnen-Kongress von Mamazone e. V. im Herbst 2012, bei dem Prof. Dr. Günter Schlimok, ein Hämatologe und Onkologe vom Klinikum Augsburg, einen Vortrag mit dem Thema »Milchsäure – der Hauptakteur im Krebskrimi« hielt. In der sich anschließenden Diskussion betonte er, dass nicht Zucker, sondern Fett der wesentliche Faktor bei der Krebsentstehung sei. 40 Prozent aller Tumore würden aufgrund einer zu fettreichen Ernährung entstehen. Diese Aussage steht im absoluten Widerspruch zur ketonen Ernährungsweise, die hauptsächlich auf Fette als Energielieferant setzt. Als mir dies bewusstwurde, habe ich mit eigenen Recherchen begonnen. Dabei bin ich unter anderem auf Veröffentlichungen von Dr. med. Ludwig

Jacob gestoßen.[8] Der Autor stellt darin ausführlich den aktuellen Wissensstand über den Stoffwechsel im Tumorgewebe verschiedener Krebsarten dar und kommt zu dem Schluss, dass Krebspatienten keine Vorteile von der ketogenen Diät haben und dass die entsprechenden Ernährungsempfehlungen sogar kontraproduktive Wirkungen bei den Erkrankten auslösen können. Dr. Jacobs Arbeiten werden von den Befürwortern der ketogenen Diät, insbesondere der Sachbuchautorin Prof. Ulrike Kämmerer,[9] heftig kritisiert.

Dr. Jacob kommt zu folgendem Schluss: Wenn ein bestimmter Nährstoff nicht ausreichend zur Verfügung steht, können Tumorzellen ihre Energiegewinnung auf jeden anderen Nährstoff umstellen.

Tumorzellen sind also in der Lage, aus allen Makronährstoffen Energie zu gewinnen, aus der Glykolyse von Kohlenhydraten, aus der Oxidation von Fettsäuren ("Fettverbrennung") und aus Eiweißen durch die Glutaminolyse. Es deutet vieles darauf hin, dass Tumorzellen auch aus Ketonkörpern Energie gewinnen können.

Besonders langsam wachsende Tumore, wie sie häufig bei Brust- und Prostatakrebs vorkommen, decken ihren Energiebedarf bevorzugt aus der Oxidation von Fettsäuren.

---

8 Dr. med. Ludwig Jacob: Krebszellen mögen Zucker, aber noch mehr lieben sie Fett und tierisches Eiweiß (2012); Ketogene Diät gegen Krebs – mehr Schaden als Nutzen? (2014); https://www.thieme-connect.com/products/ejournals/html/10.1055/s-0032-1314699 (2012); http://www.drjacobsweg.eu/wp-content/uploads/2014/04/Ketogene-Di%C3%A4t-gegen-Krebs_-Schaden-oder-Nutzen.pdf (2014)
9 Prof. Kämmerer et.al.: Krebszellen lieben Zucker – Patienten brauchen Fett. Systemed Verlag (5. Auflage, 2016)

Meine eigenen Gedanken zur Ernährung

In Südostasien erkranken Frauen nur sehr selten an Brustkrebs. Dort ernährt man sich traditionell hauptsächlich von Reis, Gemüse, Hülsenfrüchten, Soja und Fisch. Fleisch und Süßigkeiten werden nur sehr selten verzehrt. Milchprodukte spielen fast gar keine Rolle, denn die meisten Asiaten vertragen diese wegen ihrer genetisch bedingten Lactoseintoleranz nicht.

Diese traditionellen Essgewohnheiten unterscheiden sich deutlich von denen in der westlichen Welt. Hier essen wir Fleisch im Übermaß, auch Milchprodukte und Süßes werden in großen Mengen konsumiert. Kann das die Erklärung für die lokal unterschiedlich hohen Erkrankungsraten bei Brustkrebs sein? Für mich spricht vieles dafür und ich habe meine Ernährung entsprechend umgestellt.

Es gilt auch als gesichert, dass Krebs eher in einem sauren Milieu entsteht. Und gerade den tierischen Lebensmitteln wie Fleisch, Eiern und Milchprodukten wird eine ansäuernde Wirkung bei der Verstoffwechselung zugeschrieben. Führt das gerade bei der ketonen Diät nicht sogar zu einer Verbesserung der Lebensbedingungen für die Tumorzellen?

Mein Fazit aus all diesen Informationen und Schlussfolgerungen: Krebszellen lassen sich nicht einfach aushungern. Ich halte jede einseitige Ernährungsweise, die das verspricht, für eher schädlich als förderlich.

Die individuelle Lebensqualität, bestimmte Unverträglichkeiten und auch das Tumorstadium sollten bei Entscheidungen über eine bestimmte Ernährungsform im Vordergrund stehen. Solange es keinen seriösen wissenschaftlichen Beweis für eine Krebsdiät gibt, werde ich mich eher an den Empfehlungen von Institutionen und

Medizinern orientieren, die unabhängig tätig sind und auch keine eigennützigen Interessen verfolgen. Hierzu zähle ich insbesondere:

- die Deutsche Gesellschaft für Ernährung e.V. (DGE)
- die Biologische Krebsabwehr e.V.
- das Deutsche Krebsforschungszentrum (DKFZ), Heidelberg
- Prof. Dr. Hans-Josef Beuth, Leiter des Instituts zur wissenschaftlichen Evaluation naturheilkundlicher Verfahren, Universität Köln
- Dr. Axel Eustachi, Komplementärmediziner und Gynäkologe, München
- Dr. Ludwig Manfred Jacob, Leiter des Dr. Jacobs Instituts für komplementär-medizinische Forschung, Heidesheim

All diese Organisationen und Fachleute stehen sogenannten Krebsdiäten ablehnend gegenüber.

Ich selbst strebe eine Mischkost aus hochwertigen Vollkornprodukten, Obst und Gemüse mit mäßigem Eiweiß- und Fettgehalt an. Die mediterrane Küche bietet mir nach heutigem Wissensstand viele Vorteile und wird weltweit von Ernährungswissenschaftlern empfohlen. Ihr wird eine positive Wirkung in Bezug auf Herz-Kreislauf-Erkrankungen, Diabetes und auch Krebs nachgesagt. Sie enthält einen hohen Anteil an pflanzlichen Lebensmitteln. Dazu gehören Obst und Gemüse sowie Getreideprodukte. Tierische Lebensmittel, also Milchprodukte wie Käse und Joghurt steht nur in geringen Mengen auf dem Speiseplan der mediterranen Ernährung, Fisch und Geflügel gelegentlich, rotes Fleisch und Eier selten. Olivenöl mit seinen ungesättigten Fettsäuren ist die bevorzugte Fettquelle. Kräuter und Gewürze runden die Mittelmeerkost geschmackvoll ab. Erlaubt ist auch ein Glas Rotwein am Tag.

Diese Form der Ernährung enthält Antioxidantien in Form von Vitamin E und C, Selen und sekundären Pflanzenstoffen. Antioxidantien schützen vor freien Radikalen. Sekundäre Pflanzenstoffe (dazu zählen alle Farb-, Duft- und Geschmacksstoffe) haben im Gegensatz zu den Vitaminen keine Nährstofffunktion. Pflanzen schützen sich mit diesen Stoffen gegen Schädlinge und UV-Strahlen. Sekundäre Pflanzenstoffe bieten auch einen vorbeugenden Schutz in Bezug auf verschiedene Krankheiten des Menschen.

Ich verzichte mittlerweile komplett auf Fleisch und Wurst, denn Käse und Fisch schmecken mir auch erheblich besser. Und ich bleibe auch bei meinem morgendlichen, selbst gemischten Müsli, das aus Amaranth, Quinoa, Dinkel, Walnüssen, geschreddertem Leinsamen, Cashewkernen, Rosinen und frischem Obst besteht. Es bekommt mir gut und liefert mir für viele Stunden Energie.

Milchprodukte vermeide ich, soweit es geht. Ich habe Lupinenjoghurt entdeckt und auch verschiedene Hülsenfrüchte. Manchmal gibt es Bratlinge aus Soja-Schnitzeln. Ich kann damit meinen Proteinbedarf gut decken. Käse ist meine große Leidenschaft und darauf will ich nicht verzichten. Süßigkeiten esse ich überhaupt nicht und mittlerweile vermisse ich sie auch nicht mehr. Dafür täglich einen Smoothie aus Himbeeren und Kokosmilch, das ist wirklich eine leckere Alternative.[10] Öfters mache ich es auch wie Anna: Eine Biozitrone mit Schalen und Kernen, zusammen mit etwas Wasser und Erythrit im Smoothie-Mixer zerkleinern und gleich trinken.

Gelegentlich esse ich Lachs, dazu viel Salat und Gemüse. Für die Salate verwende ich ausschließlich Leinöl wegen seines hohen Omega-3-Gehalts. Ein kleines Glas Rotwein gönne ich mir abends dazu gelegentlich auch. Zusätzlich achte ich auf eine ausreichende

---

10 Sehr empfehlenswert zum Thema Ernährung ist das Buch »Krebszellen mögen keine Himbeeren« von Prof. Dr. med. Béliveau, siehe Literaturverzeichnis.

Jodzuführ. Dazu esse regelmäßig Sushi. Die in den Noriblättern enthaltene Jodmenge halte ich für mich für ausreichend.

Ich bin davon überzeugt, dass ich mit dieser Kombination meinem Körper etwas Besseres biete, als es mit jeder einseitigen Ernährung möglich wäre.

FAQ 19: Wie sinnvoll ist Sport für Brustkrebspatientinnen?

Unterschiedliche Untersuchungen amerikanischer Ärzte[11] haben gezeigt, dass mit einem steigenden Aktivitätsniveau das Erkrankungsrisiko sinkt.

Bei Brustkrebs verringert Sport die Gefahr eines Rückfalls und reduziert gleichermaßen das Risiko für Herz- und Kreislauferkrankungen. Darüber hinaus wird der Östrogenspiegel im Blut gesenkt und Übergewicht abgebaut. Auch das sogenannte Müdigkeitssyndrom (Fatique) kann durch sportliche Aktivitäten gemildert werden.

Es wird empfohlen, wöchentlich zweieinhalb Stunden Sport zu treiben, verteilt auf drei bis fünf Trainingseinheiten von jeweils mindestens 20 Minuten. Eine mittlere bis starke Belastung sollte angestrebt, Ausdauer- und Kraftsportarten möglichst kombiniert werden.

Die optimale Dosis Sport lässt sich durch das sogenannte metabolische Äquivalent (MET) bestimmen. Studien haben ergeben, dass bei 3000 bis 4000 MET-Minuten pro Woche die größte Risikoreduktion zu erwarten ist. Um 3000 MET-Minuten zu erreichen muss man zehn Minuten Treppensteigen, 15 Minuten Staubsaugen, 20 Minuten Gartenarbeit verrichten, 20 Minuten Joggen und zusätzlich

---

11   http://www.aerztezeitung.de/medizin/krankheiten/krebs/kolorektales-
     karzinom/article/917426/praevention-bewegung-bringt.html

noch 25 Minuten gehen oder Radfahren. 3000 Met-Minuten pro Woche können auch mit 10.000 Schritten pro Tag erzielt werden. Schrittzähler oder Fitnessarmbänder sind dafür geeignete Hilfsmittel.

Bei Osteoporose ist besondere Vorsicht geboten. Detaillierte Informationen, auch zu bestimmten Sportarten, hat die Deutschen Krebshilfe e.V. in einer Broschüre zusammenstellt (Die blauen Ratgeber).[12]

FAQ 20: Sollte ich mich auf familiären Brust- und Eierstockkrebs testen lassen?

Die Frage, ob ihr Brustkrebs erblich bedingt sein kann, stellt sich wohl fast jede erkrankte Frau. Viele erinnern sich bestimmt an die Filmschauspielerin Angelina Jolie, die vor einigen Jahren ihre BRCA-Mutation und die vorsorgliche Entfernung ihrer Brüste öffentlich gemacht hat.

Es ist eine traurige Tatsache, dass ein erhöhtes Risiko für eine Brustkrebserkrankung vererbt werden kann. Dies ist ein höchst komplexes Thema, zu dem aktuell intensiv geforscht wird. Ich versuche hier, die wesentlichen Fakten aufzuzeigen. Zwei wichtige Aspekte möchte ich allem voranstellen: Ein defektes Gen zu besitzen, besagt nicht, dass man zwangsläufig an Krebs erkrankt. Immer gibt es in dieser Patientengruppe auch Menschen, die nicht erkranken. Die Ursachen dafür sind bisher unbekannt. Gesichert erscheint, dass zu dem Gendefekt immer noch eine weitere Komponente hinzukommen muss, um an Krebs zu erkranken. Es könnte sich dabei um bestimmte Lifestyle-Faktoren handeln oder vielleicht ist es auch

---

12 https://www.krebshilfe.de/fileadmin/Downloads/PDFs/Blaue_
    Ratgeber/048_0046.pdf

nur das ganz persönliche Pech. Niemand ist verpflichtet, sich einem Gentest zu unterziehen, jeder Mensch hat hierbei auch ein Recht auf Nichtwissen.

Was sind BRCA-Gene?

BRCA steht für breast cancer, also für Brustkrebs. Diese besonderen Gene sind Tumorsuppressorgene, das heißt, sie beteiligen sich nach einer fehlerhaften Zellteilung an der DNA-Reparatur und können dadurch eine Tumorentwicklung verhindern. Wenn man eine Mutation auf einem solchen DNA-Reparaturgen geerbt hat, kann es mit einer recht hohen Wahrscheinlichkeit zu Brust- oder Eierstockkrebs kommen.

Wann bekommt man Zugang zum Gentest?

Mittlerweile gibt es Testverfahren, die mittels einer Blutanalyse die bisher bekannten Brustkrebsmutationen in kurzer Zeit entdecken können. Sie sind sehr teuer und deshalb nicht für jede an Brustkrebs erkrankte Frau zugänglich. Es gibt Zugangsvoraussetzungen (Einschlusskriterien), wie zum Beispiel ein bestimmtes Erkrankungsalter oder die Tatsache, dass bereits Angehörige an Brust- oder Eierstockkrebs erkrankt sind. Das heißt, man bekommt Zugang zum Test auf Brustkrebs-Mutationen, wenn eine Großmutter, Mutter, Schwester, Tante oder Cousine an einer der beiden Krebsarten erkrankt war oder ist. Ist man jedoch, so wie ich, die einzige in der Familie mit einer solchen Erkrankung, gibt es eine Altersbeschränkung, die sich am Lebensalter bei der Erstdiagnose orientiert.

Im Jahr 2009 lag diese Grenze noch bei 36 Jahren und ich war mit meinen 42 Jahren bereits zu alt, um den Test zu bekommen. Wie falsch diese Altersgrenze war, sieht man an meinem Beispiel. Erst 2016 wurden die Einschlusskriterien auf Frauen erweitert, die vor dem 51. Lebensjahr an einen triple negativen Tumor erkrankt sind. Das hatte für mich zur Folge, dass ich nach sieben Jahren endlich auch getestet werden konnte.

Was zeigt die Statistik – und was nicht?

Allgemein gilt, dass 70 Prozent aller Brustkrebse als Einzelfälle (sporadische Brustkrebse) auftreten. Die restlichen 30 Prozent gehen auf unterschiedliche Mutationen verschiedener Tumorsuppressorgene zurück. Innerhalb dieser Gruppe haben die Hochrisikogene BRCA1 und BRCA2 einen Anteil von fünf Prozent. Die übrigen 25 Prozent entfallen auf moderate Risikogene und auf solche, die mit einem niedrigen Erkrankungsrisiko einhergehen.

Aktuelle Studien lassen darauf schließen, dass die Dunkelziffer der an Brustkrebs erkrankten Mutationsträgerinnen aber deutlich höher als bisher angenommen ist. Danach haben bis zu 20 Prozent der vermeintlich sporadischen Brustkrebstumore in Wirklichkeit eine genetische Ursache. Ich gehöre genau zu dieser Gruppe! Daraus ergeben sich für mich einige Überlegungen zu der Krebsrisiko-Situation meiner Verwandtschaft. Mutationen, die Brustkrebs auslösen können, werden mit einer Wahrscheinlichkeit von 50 Prozent vererbt. Allein bezogen auf meine Familie könnten daher bis zu zehn weitere Personen Träger einer solchen Mutation sein und diese auch an ihre Nachkommen weitergeben. Klarheit darüber kann nur durch die Testung aller infrage kommenden Personen geschaffen werden.

Konsequenzen eines Tests

Nach einem positiven Testergebnis stellen sich viele weitere Fragen, insbesondere, welche weiteren Maßnahmen ergriffen werden sollten, um das festgestellte Erkrankungsrisiko zu minimieren.

Darüber hinaus bedeutet ein positiver Gentest auch nicht, dass man nun keine Kinder mehr bekommen sollte. Schließlich liegt die Wahrscheinlichkeit, den Defekt **nicht** weiterzugeben, auch bei 50 Prozent. Es gibt mittlerweile viele Möglichkeiten zur frühzeitigen Erkennung einer Krebserkrankung und es sind hoffentlich in Zukunft auch weitere therapeutische Maßnahmen zu erwarten.

Bei den Hochrisikogenen BRCA1 und BRCA2 wird spätestens um das 40. Lebensjahr eine Adnexektomie empfohlen, das bedeutet, dass man sich die Eierstöcke und Eileiter operativ entfernen lässt. Der Grund für diese Empfehlung ist, dass es bis heute keine Möglichkeiten für Früherkennung und Heilung von Eierstockkrebs gibt.

Zur Verringerung des Brustkrebsrisikos kommt eine vorbeugende Mastektomie in Frage. Jedoch gibt es dazu keine eindeutigen Empfehlungen. Man hat die Wahl zwischen einer prophylaktischen Operation und intensivierten Maßnahmen zur Früherkennung.

Das Kostenproblem

Bei Patientinnen mit den Hochrisikogenen werden die prophylaktischen Operationen (Mastektomie und Adnexektomie) von Ärzten befürwortet und auch von den Krankenkassen bezahlt.

Anders verhält es sich dagegen bei den neueren, sogenannten moderat penetranten Risikogenen, wie PALB2 (Schwestergen von

BRCA2), CHECK2 und RAD 51C/D. Diese machen ungefähr 15 Prozent aller genetisch bedingten Brustkrebserkrankungen aus. Das Risiko, wegen einer solchen Mutation an Brust- oder Eierstockkrebs zu erkranken, ist geringer als bei BRCA-Trägerinnen. Es wird vermutet, dass es noch eine weitere, bisher noch nicht bekannte genetische Veränderung existieren muss, damit es bei dieser Patientengruppe zu einer Erkrankung kommt.

Es werden bei diesen Mutationen keine Empfehlungen für prophylaktische Operationen gegeben und die Krankenkassen übernehmen die Kosten nicht.

Ich halte das für falsch, weil sich das rechnerische Erkrankungsrisiko für jede betroffene Frau erhöht, bei der schon weibliche Verwandte an Brust- oder Eierstockkrebs erkrankt sind. Aus Angst und Verzweiflung entscheiden sich nicht wenige für eine Operation und tragen die Kosten selbst.

Risiken für Männer

Über die Hochrisikogene BRCA1 und BRCA2 weiß man, dass sie auch in anderen Organen für eine Tumorverhinderung zuständig sind. Beispiele dafür sind die Bauchspeicheldrüse, der Dickdarm und die Prostata. Damit können nicht nur Frauen, sondern auch Männer die Auswirkungen der Mutation zu spüren bekommen. Sie haben ein erhöhtes Risiko für Brust-, Prostata-, Bauchspeicheldrüsen- und Dickdarmkrebs. Dies trifft häufiger auf die BRCA2-Muationen als auf BRCA1 zu.

Männer mit nachgewiesener Mutation werden ab einem bestimmten Alter in die Vorsorgeprogramme der Zentren für familiären Brust- und Eierstockkrebs aufgenommen. Besonderes Augenmerk liegt auf der Vorsorge für das Prostatakarzinom.

Tumor-Eigenschaften

BRCA1-Tumore sind zu 75 Prozent triple negativ. BRCA2-Tumore sind hingegen überwiegend hormonrezeptorpositiv. Ich hatte leider das ungewöhnliche Pech, dass mein BRCA2-Tumor triple negativ war – auch das kommt vor.

Sämtliche genetisch bedingten Brustkrebstumore gelten als chemo-sensitiv. Sie lassen sich zusätzlich mit platinhaltigen Substanzen und den sogenannten PARP-Inhibitoren behandeln und haben eine günstigere Prognose als sporadisch entstandene Brustkrebstumore.

FAQ 21: Was bedeutet es, wenn während der Schwangerschaft Brustkrebs auftritt?

Leider kann Brustkrebs auch in der Schwangerschaft auftreten. Die Frauen sind naturgemäß eher jünger und haben deshalb auch eher die aggressiveren Tumore (triple negative oder Her2 positiv).

Die prozentuale Verteilung dieser Subtypen stellt sich so dar:[13]

- 34 Prozent triple negativ
- 21 Prozent Her2 positiv
- 27 Prozent Luminal B
- 17 Prozent Luminal A.

Schwangere Frauen mit Brustkrebs haben keine schlechtere Prognose als nicht schwangere Brustkrebspatientinnen im selben Al-

---

13 Nach Informationen in einem Vortrag von Sabine Seiler beim Brustkrebskongress »Diplompatientin« 2016 in Augsburg: »Brustkrebs und Schwangerschaft – wie geht das zusammen«

ter. Die Therapie sollte sofort und so früh wie möglich begonnen werden.

Die Staging-Untersuchungen (siehe auch im Glossar) finden ganz normal statt, außer dass bei einem nötigen MRT auf Kontrastmittel verzichtet und kein Knochenszintigramm durchgeführt wird. Ultraschall und sogar Mammographie sind jedoch möglich und für das Kind unschädlich.

Bis zur zwölften Schwangerschaftswoche wird weder Chemotherapie, noch Antihormontherapie oder eine Antikörperbehandlung durchgeführt. In der zweiten und dritten Schwangerschaftsdekade können alle Chemotherapie-Schemata durchgeführt werden, sogar die dosisdichten. Die Dosisintensität sollte dabei nicht verringert werden.

Bei meinen Recherchen fand ich einen Hinweis, dass AC (Adriamycin + Cyclophosphamid) dem EC (Epirubicin + Cyclophosphamid) vorzuziehen ist, da unter Epirubicin Fruchtschäden beobachtet wurden.[14]

Ab der 35. Schwangerschaftswoche sollte bis zur Geburt mit Therapien pausiert werden, damit die Schwangere sich erholen kann. Schwangere scheinen weder Übelkeit noch Haarausfall als Nebenwirkung zu haben, können aber außer Emend (siehe auch im Glossar) alle Medikamente, also beispielsweise auch Cortison nehmen. Doch auch hier gibt es Ausnahmen: Manche schwangeren Patientinnen haben trotz Cortison mit Übelkeit zu kämpfen.

Studien[15] haben gezeigt, dass sich die Kinder auch nach einer Krebsbehandlung in der Schwangerschaft völlig normal entwickeln.

---

14 http://www.aerztezeitung.de/medizin/krankheiten/krebs/article/895359/krebs-chemo-schwangeren-sofort-starten.html
15 ebenda

Allerdings werden mehr als 50 Prozent der Kinder von krebskranken Müttern vor der 37. Schwangerschaftswoche geboren. In den meisten dieser Fälle wird aber die Geburt vorzeitig eingeleitet, damit die Mutter die Krebstherapie fortsetzen kann.

Die Operation orientiert sich an der bei nicht schwangeren Patientinnen. Nur aufwändige Rekonstruktionen, wie beispielsweise ein DIEP-Flap (siehe auch im Glossar), sollten während der Schwangerschaft nicht vorgenommen werden.

Übrigens: Frauen, die nach einer Brustkrebserkrankung schwanger wurden, haben keine schlechtere Überlebenschance als diejenigen, die nicht schwanger wurden. Beim Subtyp triple negativ ist es gar so, dass die Frauen, die nach Brustkrebs schwanger wurden, einen leichten Vorteil hatten.

FAQ 22: Metastasen – und jetzt? Welche Möglichkeiten habe ich, wenn Metastasen auftauchen?

Wenn bei der Erstdiagnose oder im weiteren Krankheitsverlauf (manchmal auch erst nach vielen Jahren) Metastasen auftauchen, gleicht das einer riesigen Katastrophe. Ist die Diagnose »Brustkrebs« schon einschneidend und schrecklich genug, so löst die Diagnose »Metastasen« noch weit größere Ängsten aus.

Metastasen sind leider ein Zeichen dafür, dass die Erkrankung fortgeschritten und nicht mehr lokal begrenzt, sondern systemisch ist. Ab diesem Zeitpunkt ist die Therapie in der Regel nicht mehr auf Heilung ausgerichtet, sondern auf Linderung der Beschwerden und Lebensverlängerung. Eine Ausnahme davon gibt es: Die sogenannten Oligometastasen (eine einzelne Metastase) werden mit dem kurativen, also auf Heilung ausgerichteten, Ansatz behandelt.

Das heißt, sie werden lokal aggressiv therapiert, also im Idealfall operativ entfernt.

Bei den anderen Metastasenfunden steht nun die Lebensqualität im Vordergrund, bei einem möglichst sehr langen Leben. Und es gibt sie, die Brustkrebspatientinnen, die seit vielen Jahren gut mit ihren Metastasen leben! Ich kenne einige dieser Frauen. Andrea (die ich in meiner Geschichte Anna genannt habe), ist eine von ihnen. Sie hat mich bei den Recherchen für diese Antwort besonders unterstützt.

Es gibt vielleicht bei dieser Diagnose im ersten Moment nicht wirklich viel Tröstliches zu sagen, aber dennoch ist es so, dass die Wissenschaft zunehmend die Entstehung und Bekämpfung von Tumorzellen zu verstehen lernt und geeignete Medikamente entwickelt. Das Ziel, aus fortgeschrittenem Brustkrebs eine chronische Krankheit werden zu lassen, wie es zum Beispiel heute schon bei Diabetes der Fall ist, ist hoffentlich nicht mehr in weiter Ferne.

Was also passiert nach einer Metastasendiagnose? Zunächst sollten Metastasen immer so weit wie möglich biopsiert werden, um ihre Rezeptoren zu bestimmen. Nicht selten haben Metastasen andere Rezeptoreigenschaften als der Primärtumor oder verändern ihre Rezeptoreigenschaften im Laufe der Zeit, leider oft zum Aggressiveren hin.

Wenn dann eine aktuelle Rezeptorbestimmung vorliegt, kann überlegt werden, welche Möglichkeiten der Therapie vorhanden sind. Bei Hormonpositivität kommt eine Antihormontherapie in Frage. Bei einem Her2 positiven Tumor eine Herceptin- und/oder Perjetatherapie.

Leider hat man solche »Waffen« beim triple negativen Brustkrebs nicht zur Hand, da liegt die Hoffnung auf einer Immuntherapie, die es jedoch bislang nur innerhalb von Studien gibt. Darüber hinaus bleibt beim triple negativen Brustkrebs nur die Möglichkeit einer Chemotherapie.

Dann muss unterschieden werden, ob nun eine lebensbedrohende Situation vorliegt, die der Patientin Beschwerden verursacht und einen Behandlungsdruck erzeugt, oder ob eine asymptomatische Situation Alternativen zur Chemotherapie erlaubt. Eine lebensbedrohende Situation entsteht zum Beispiel, wenn viele Leber- oder Lungenmetastasen aufgetreten sind. In dieser Situation führt kein Weg an einer Chemotherapie mit Medikamentenkombinationen (Polychemotherapie) vorbei, um das Leben der Patientin nicht zu gefährden.

Auch muss man die Aggressivität des Tumors berücksichtigen, also wie schnell dessen Zellen sich teilen. Bei einer langsamen Teilung ist eine Chemotherapie vielleicht wenig sinnvoll, da diese nur Zellen erfasst, die sich gerade teilen. Bei einem Tumor mit hoher Teilungsrate könnte die Chemotherapie wiederum besonders gut wirken. Es gilt also, die Situation genau zu erfassen, mit allen Parametern, derer man habhaft werden kann.

Möglicherweise kann hier auch die Molekularpathologie gute zusätzliche Erkenntnisse bringen, mit deren Hilfe man vielleicht zusätzliche Biomarker (Androgenrezeptor) erfassen kann oder einen Hinweis auf die Chemosensivität bekommt. Eine molekularpathologische Untersuchung kann auch zeigen, ob ausreichend neue Biomarker wie das PD-L1 vorhanden sind, welches unabdingbar für eine erfolgreiche Immuntherapie mit Anti-PD-L1 (Atezolizumab, Pembrolizumab) ist.[16]

---

16 Siehe hierzu die Impassion-Studie für das lokal fortgeschrittene oder metastasierte triple negative Mammakarzinom: http://www.frauenklinik. med.tum.de/node/493.

Es gibt aber auch Situationen – zum Beispiel, wenn »nur« Knochenmetastasen vorhanden sind -, in denen kein akuter Behandlungsdruck herrscht. Und es gibt Therapieformen, die eine Chemotherapie deutlich hinauszögern können. Knochenmetastasen treten oft
bei hormonpositiven Tumoren auf, sodass zeitgleich eine Antihormontherapie durchgeführt werden kann.

Knochenmetastasen sind zwar nicht lebensbedrohlich, können aber
erhebliche Schmerzen verursachen und damit die Lebensqualität
sehr einschränken. Außerdem steigt durch sie die Gefahr von Brü-
chen der betroffenen Knochen. Bei Knochenmetastasen werden immer Bisphosphonate oder der Antikörper Denosumab eingesetzt,
die die Aufgabe haben, dem Knochenabbau entgegenzuwirken. Sie
hemmen die Zellen des Körpers (Osteoklasten), die am Abbau des
Knochengewebes beteiligt sind. Häufig führt diese Therapie zum
»Verkalken« der Metastasen und zur Regeneration des betroffenen
Knochens. Bei einigen Patientinnen führt diese Therapie auch zum
Stillstand der Erkrankung. Droht ein Knochen aufgrund der Metastasen zu brechen oder verursacht erhebliche Schmerzen, kann diese
Region zudem bestrahlt werden. Sehr häufig führt die Bestrahlung
der Region zu guten Ergebnissen: die Schmerzen werden reduziert
und der Knochen stabilisiert.

Ich kenne einige Patientinnen persönlich, die seit Jahren ausschließlich Knochenmetastasen haben, welche jedoch »Ruhe« geben, aufgrund der Bisphosphonat- oder Denosumab-Therapie. Die
Therapien von Knochenmetastasen sind in der Regel nebenwir-
kungsarm und erlauben eine gute Lebensqualität.

Es gibt also diverse therapeutische Möglichkeiten, auch nach der
Diagnose von Metastasen. Ganz wichtig für die Patientinnen ist,
die Diagnose anzunehmen – aber keine Prognose. Jeder Krebs
ist anders.

Hier möchte ich von Andrea berichten. Andrea war Mitte 40, als sie vor nunmehr vier Jahren die Diagnose »Brustkrebs mit multiplen Lungenmetastasen« bekam, der Tumor war hormonpositiv und hatte eine eher geringe Teilungsrate.

Nach dem ersten Schock folgt das Sammeln von Informationen und Sondieren von Möglichkeiten. Dann entscheidet sie sich gemeinsam mit ihrem behandelnden Arzt für einen eher ungewöhnlichen, aber sehr erfolgreichen Weg: Sie wird nicht operiert, die Tumore in beiden Brüsten verbleiben an Ort und Stelle. Hintergrund dieser Entscheidung ist die Erkenntnis, dass man möglicherweise ohne Operation des Tumors in der Brust eine bessere Ausgangssituation für die bevorstehenden Therapien hat und zugleich die Tumore als Indikator für das Ansprechen der Therapien dienen können. Denn eine Operation kann auch immer das Immunsystem schwächen, welches in dieser Situation ganz besonders geschont werden sollte.

Andrea bekommt lediglich eine Antihormontherapie, welche auch sehr gut anschlägt. Die Lungenmetastasen verschwinden vollständig. Zeitgleich unternimmt sie einiges, um ihr Immunsystem auf Vordermann zu bringen: Sie ändert ihre Ernährung, erhöht ihr Sportpensum und nutzt einige komplementäre Verfahren. Andrea begegnet einem Arzt in Österreich, der ihr alternative, unterstützende Möglichkeiten aufzeigt.[17] Sie bekommt Curcumininfusionen, verwendet Progesteroncreme, nimmt Fischölkapseln, Vitamin D sowie Melatonintabletten und nutzt diverse weitere komplementäre Ansätze. Jeden Tag nimmt sie eine Bio-Zitrone in einem Smoothie zu sich. Zitronen-Schalen-Flavenoide (sekundäre Pflanzenstoffe) gelten als Anti-Krebsmittel. So hemmen diese die Zellteilung und

---

17 http://www.homeopathy.at/

die Metastasierung und fördern den Zelltod der Tumorzellen.[18] Gemeint ist hier die ganze Zitrone, samt Kernen und Schale. Mistel spritzt Andrea auch. Zur Mistel ist zu sagen, dass sie keine antitumoralen Eigenschaften aufweist, sie kann aber die Nebenwirkungen der Therapien mildern. Darüber hinaus werden ihr stimmungsaufhellende und die Lebensqualität verbessernde Eigenschaften zugeschrieben.

Der Erfolg gibt Andrea Recht!

Ich möchte jetzt auf gar keinen Fall Scharlatanen Tür und Tor öffnen, aber wie man an Andrea sehen kann, gibt es in einer stabilen Situation, in der also kein lebensbedrohlicher Zustand herrscht, durchaus noch andere Möglichkeiten, die man unter Umständen zusätzlich zur Schulmedizin ausprobieren kann. Einige Ärztinnen und Ärzte haben eine Zusatzausbildung in Komplementärmedizin und/oder Homöopathie. Hierbei konzentriert man sich auf die Stärkung des Immunsystems und die Entgiftung des Körpers. So werden zum Beispiel Infusionen mit Curcurmin, Selen, Omega-3-Fettsäuren, Lignane (in Leinsamen enthalten) über die Nahrung und Melatonin in Tablettenform empfohlen, darüber hinaus auch die Vitamine C und E. An dieser Stelle möchte ich noch einmal auf das Buch »Krebszellen mögen keine Himbeeren« hinweisen (siehe Literaturverzeichnis, Seite 171), in dem Lebensmittel mit antitumoraler Wirkung beschrieben werden. Auch dem Diabetesmedikament Metformin wird in Kombination mit dem Blutdrucksenker Syrosingopine eine tumorabtötende Wirkung nachgesagt. Mehr Informationen über komplementäre Therapien findet man auch auf der Homepage der Biologischen Krebsabwehr. Darüber hinaus gelten genügend Bewegung, die Vitamine C und

---

18 Die positive Wirkung der in Zitronenschale enthaltenen Stoffe ist in Studien nachgewiesen worden, nachzulesen etwa hier: https://www.ncbi.nlm.nih.gov/pubmed/23117440 und hier: https://www.ncbi.nlm.nih.gov/pubmed/22853317.

E, Jod, Resveratrol, Omega-3-Fettsäuren, Vitamin D3 sowie Grün-tee- und Granatapfelpolyphenole für Immunsystem stärkend und Tumorzellen abschwächend.

FAQ 23: Ist es auch möglich, Tumore in der Brust zu belassen?

Normalerweise wird ein Brustkrebstumor immer operiert. In man-chen Fällen, **wenn bei der Erstdiagnose ein metastasierter Brust-krebs festgestellt wurde** und dieser auch nicht droht, die Haut zu durchbrechen, kann man zunächst auf eine Operation verzichten. Dadurch kann der Tumor als Indikator das Ansprechen der Therapie anzeigen.

Diese Vorgehensweise bietet noch einen weiteren Vorteil: Das Immunsystem der Patientin wird nicht durch eine Operation ge-schwächt. Die Therapie der Metastasen steht hier Vordergrund.

Aber es gibt auch gute Gründe, den Primärtumor in der metastasier-ten Situation sofort zu operieren: Nicht jede Frau kann es psychisch ertragen, diese bösartige Geschwulst in ihrem Körper zu belassen.

FAQ 24: Wann kann es sinnvoll sein, auf die Chemotherapie zu verzichten?

Es gibt Tumore, die benötigen keine Chemotherapie. Dazu gehö-ren die Krebsvorstufen DCIS (duktales Carcinoma in situ) und LCIS (lobuläres Carcinoma in situ), also nicht-invasive Krebsvorstufen. Ebenso gehören kleine Tumore, ohne Lymphknotenbefall, mit einem Grading 1 und vielen Hormonrezeptoren zu dieser Gruppe, die keine Chemotherapie benötigt.

In der Regel wird der Tumor herausoperiert, bei einer brusterhalten-den Operation schließt sich die Bestrahlung an, die Antihormonthe-rapie startet. Leider hat nicht jede Patientin einen so »freundlichen« Tumor.

Ungefähr 60 Prozent aller primären Brustkrebstumore werden mit einem Grading 2 eingestuft. Zu dieser Gruppe gehören meist die Tumore mit Hormonrezeptoren. Ein Teil dieser Gruppe ist aber den-noch von eher »freundlicher« Biologie, so wie es Tumore mit einem Grading 1 sind, der andere Teil dieser Gruppe ist eher aggressiv, wie es G3-Tumore sind.

Die eher freundlichen Tumore sind die sogenannten Luminal- A-li-ke-Tumore, die eher unfreundlichen die Luminal-B-like-Tumore. Es ist leider nicht immer sofort zu erkennen, zu welcher Gruppe ein Tumor tendiert.

Deshalb werden bei hormonsensiblen Brustkrebstumoren im Frühstadium immer häufiger sogenannte Genexpressionstests (siehe auch im Glossar) durchgeführt. Es gibt mittlerweile einige dieser Tests, wie zum Beispiel Endopredict oder Oncotype-DX, die ziemlich genau darüber Auskunft geben können, wie hoch die Rückfallgefahr für die kommenden Jahre sein wird und wie aggressiv der Tumor ist. Auch kann mittels molekulardiagnosti-scher Tests bestimmt werden, ob ein Tumor Luminal-A- oder Lu-minal-B-Eigenschaften aufweist. Ein Luminal-A-Tumor bekommt in der Regel keine Chemotherapie, ein Luminal-B-Tumor dagegen sehr wohl.

Tumore, die sehr viele Hormonrezeptoren aufweisen, reagieren eher schlechter auf die Chemo als zum Beispiel triple negative oder Her2 positive Tumore, da sie in der Regel eine niedrige Zellteilung haben. Dazu greift die Chemotherapie intensiv in das Immunsystem ein und belastet es stark. Auch die Lebensqualität leidet zumindest vorübergehend. Kurz: Man gewinnt nichts dadurch. Mit Hilfe dieser Genexpressionstests kann man einigen Frauen eine Chemo ersparen, von der sie ohnehin nicht profitieren würden.

Aktuell laufen verschiedene Studien (zum Beispiel die ADAPT-Studie),[19] um herauszufinden, welche Patientinnen keinen Nutzen von einer Chemotherapie haben. Das Ziel dieser Studien ist es, Über- und Untertherapie zu vermeiden.

Auch wenn man Metastasen hat, kann es manchmal besser sein, auf eine Chemotherapie zu verzichtet, da die Patientin keinen Nutzen davon hätte. Etwa dann (wie im FAQ 22 schon beschrieben), wenn der Metastasenbefund sich auf Knochenmetastasen beschränkt. Oder auch, wenn der Tumor eine sehr niedrige Zellteilung (Ki 67) hat, sodass die Chemotherapie keine Chancen hat, den Tumor zu erwischen. Diese Tumore haben fast immer Hormonrezeptoren, sodass eine Antihormontherapie das Mittel der Wahl darstellt.

Keinesfalls auf eine Chemotherapie verzichten können Patientinnen, die einen triple negativen, Her2 positiven oder Luminal-B-Like-Tumor haben. Diese Tumore sind in der Regel aggressiv, haben eine erhöhte Zellteilung und sprechen meist gut auf eine Chemotherapie an. In diesen Gruppen gibt es eine recht hohe Rate an Komplettremissionen, die eine gute Prognose nach sich ziehen.

---

19 http://www.wsg-online.com/cms/default.aspx?ID=387&LID=1557&CID=4

Hintergrundwissen: Literatur und hilfreiche Links

Bücher

Die folgenden drei Bücher fand ich besonders hilfreich in meiner Auseinandersetzung mit dem Thema Krebs.

- Prof. Dr. med. Richard Béliveau, Dr. med. Denis Gingras: **Krebszellen mögen keine Himbeeren.** Nahrungsmittel gegen Krebs – Das Immunsystem stärken und gezielt vorbeugen. Kösel-Verlag, München, deutsche Ausgabe 2008. (ISBN 978-3-466-34502-1)
- Prof. Dr. med. Jörg Spitz, William B. Grant, Ph. D.: **Krebszellen mögen keine Sonne.** Vitamin D – der Schutzschild gegen Krebs, Diabetes und Herzerkrankungen. Mankau Verlag GmbH, Murnau am Staffelsee, 2010. (ISBN 978-3-938396-64-3)
- Detlef Pape: **Schlank im Schlaf.** Die revolutionäre Formel: So nutzen Sie Ihre Bio-Uhr zum Abnehmen. Gräfe und Unzer Verlag GmbH, 2007. (ISBN 978-3774287792)

Informationen im Internet

Auf den hier aufgeführten Websites finden Sie, liebe Leserinnen und Leser, fundiertes Wissen, das im Kampf gegen eine Krebserkrankung helfen kann. Die genannten Websites werden regelmäßig aktualisiert.

- www.aerzteblatt.de
- www.aerztezeitung.de
- www.ago-online.de
- www.brca-netzwerk.de
- www.brustkrebsdeutschland.tv

- www.dkfz.de
- www.hilfe-fuer-kinder-krebskranker-eltern.de
- www.journalonko.de
- www.krebsgesellschaft.de
- www.krebsinformationsdienst.de
- www.krebs-infozentrum.de
- www.krebs-kompass.de
- www.mamazone.de
- www.mammamia-online.de
- www.medfuehrer.de
- www.oncotrends.de
- www.pons-stiftung.org
- www.senolog.de
- www.senologie.org
- www.springermedizin.de
- www.trillium.de